Dʳ LOUIS RÉNON

LE TRAITEMENT PRATIQUE

DE LA

TUBERCULOSE PULMONAIRE

MASSON ET Cⁱᴱ, ÉDITEURS
LIBRAIRES DE L'ACADÉMIE DE MÉDECINE
120, BOULEVARD SAINT-GERMAIN, PARIS

LE TRAITEMENT PRATIQUE

DE LA

TUBERCULOSE PULMONAIRE

DU MÊME AUTEUR

Recherches cliniques et expérimentales sur la pseudo-tuberculose aspergillaire. Paris, 1893.

Étude sur l'aspergillose chez les animaux et chez l'homme, 1897, 1 vol. in-8 avec figures dans le texte.. . . . .   5 fr.

Le diagnostic précoce de la tuberculose pulmonaire chronique. Paris, 1906.

Conférences pratiques sur les maladies du cœur et des poumons, 1906, 1 vol. in-8.. . . . .   5 fr.

Les maladies populaires, *maladies vénériennes, alcoolisme, tuberculose* (*Étude médico-sociale*), deuxième édition, 1907, 1 vol. in-8. . . .   5 fr.

LE TRAITEMENT PRATIQUE

=== DE LA ===

TUBERCULOSE PULMONAIRE

Sept conférences faites à l'Hôpital de la Pitié

PAR

Le Dr LOUIS RÉNON

PROFESSEUR AGRÉGÉ A LA FACULTÉ DE PARIS, MÉDECIN DE LA PITIÉ
MEMBRE DE LA SOCIÉTÉ DE BIOLOGIE
MEMBRE DE LA SOCIÉTÉ D'ÉTUDES SCIENTIFIQUES SUR LA TUBERCULOSE

MASSON ET CIE, ÉDITEURS

LIBRAIRES DE L'ACADÉMIE DE MÉDECINE

120, BOULEVARD SAINT-GERMAIN, PARIS

—

1908

AVANT-PROPOS

Je viens d'exposer aux stagiaires de mon service quelques idées sur le traitement pratique de la tuberculose pulmonaire. Destinées à des élèves, ces sept conférences ont été suivies par nombre de médecins. Plusieurs d'entre eux m'ont demandé de les publier. Je réponds à leur désir, en faisant remarquer que ces leçons n'ont aucun caractère, ni aucune prétention scientifiques. Ce sont de simples causeries faites avec conviction, dans un but d'utilité pratique.

Louis Rénon.

10 avril 1908.

LE TRAITEMENT PRATIQUE

DE LA

TUBERCULOSE PULMONAIRE

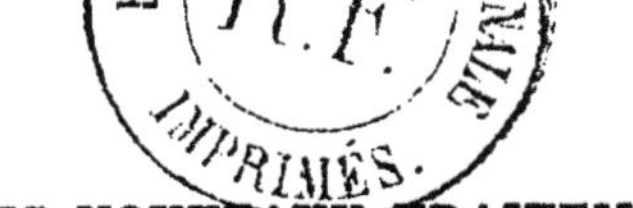

I

LES NOUVEAUX TRAITEMENTS DE LA TUBERCULOSE ET LA PHTISIOTHÉRAPIE PRATIQUE

Les nouveaux traitements de la tuberculose.

Les nouveaux médicaments : la paratoxine, etc. — L'atoxyl. — L'hypophyse. — Le sérum marin. — La médication de M. Ferrier. La méthode de Bier et le masque de M. Kuhn.

Le traitement spécifique par les sérums et les tuberculines.

Les sérums de M. Marigliano et de M. Marmorek. — Accidents produits par les sérums.

Les tuberculines. — La tuberculine T. R. — La tuberculine de M. Denys. — La tuberculine de M. Béraneck. — La tuberculine et les vaccins de M. Spengler. — La tuberculine de l'Institut Pasteur. — Nécessité de reprendre l'étude de la tuberculine en France.

La suggestion médicamenteuse dans la tuberculose.

Le coefficient normal d'amélioration dans les médications inoffensives. — L'antiphymose de MM. Mathieu et Dobrovici. — Valeur thérapeutique de la suggestion médicamenteuse.

Les éléments de la phtisiothérapie pratique.

La vieille triade thérapeutique modifiée. — Les indications du traitement. — Ordre des conférences.

Importance du diagnostic précoce, de l'éclectisme thérapeutique et du pronostic.

RÉNON.   I

Messieurs,

Je vais commencer aujourd'hui une série de *sept* conférences sur le traitement pratique de la tuberculose pulmonaire.

J'ai beaucoup hésité avant de me décider à traiter un pareil sujet. Il y avait quelque témérité, me semblait-il, à parler encore du traitement de la tuberculose, quand des bibliothèques entières sont pleines de livres écrits sur la matière, et quand on n'a pas une découverte sensationnelle à annoncer, car je vous le dis de suite, je n'ai pas encore trouvé le remède spécifique de la tuberculose.

La phtisiothérapie présente, à l'heure actuelle, les plus grandes difficultés pour le médecin praticien.

Comment un médecin peut-il prendre une décision au milieu des avis contradictoires donnés par les autorités médicales, et que l'on peut résumer sous trois chefs?

Les uns lui conseillent le traitement purement hygiénique, la cure d'air et l'alimentation supplémentaire. Surtout pas de médicaments, lui disent-ils ; vous intoxiquerez vos malades avec vos drogues, et vos malheureux

patients auront à guérir de leur maladie et de leur médication. Avec la simple cure d'hygiène, ils guériront d'autant mieux et d'autant plus vite que la tuberculose est la
plus curable des maladies chroniques, formule d'espérance, faite, hélas! bien plus pour les malades que pour
les médecins.

Les autres préconisent les traitements par les sérums et
les tuberculines, les sérums de Maragliano, de Marmorek,
les tuberculines, la tuberculine de Koch, la tuberculine de
Denys (de Louvain), celle de Béraneck (de Neufchâtel), celle
de Spengler (de Davos). Ces médications, qui viennent pour
la plupart de l'étranger, ne sont pas encore acclimatées
chez nous. Voyez, disent leurs partisans, les résultats
obtenus par tel sérum ou telle tuberculine dans le sanatorium de X, dans celui de Y et dans celui de Z. Voyez
tel de vos confrères ou de vos collègues, guéri par l'une
ou l'autre de ces diverses tuberculines.

Les troisièmes proclament : Surtout n'employez ni
sérums, ni tuberculines. Souvenez-vous de l'échec lamentable de Koch en 1890, du bluff gigantesque de Behring
en 1905. Croyez-moi, utilisez telle substance, pratiquez
telle injection, le sérum marin à hautes doses, par exemple, et vous guérirez vos malades.

Devant des propositions aussi radicalement différentes,
comment voulez-vous qu'un médecin consciencieux, dési-

reux de bien faire, puisse s'y reconnaître, s'il n'a pas acquis une expérience personnelle suffisante ? Car les avis donnés le sont tous par des hommes de bonne foi, qui disent scrupuleusement la vérité, et qui tous ont obtenu les résultats qu'ils annoncent.

Je vais essayer de jeter un peu de lumière sur ces obscurités. Je parlerai ici en toute loyauté et en toute indépendance. Je dirai ce que j'ai vu en 15 ans de pratique médicale de la tuberculose, pratique ayant porté sur de très nombreux malades.

** * **

Le sujet de cette première Conférence est le suivant

Les nouveaux traitements de la tuberculose et la phtisiothérapie pratique.

Je vais examiner devant vous les nouveaux traitements de la tuberculose, ceux surtout préconisés depuis un an ou deux. J'en ferai la critique au point de vue pratique ; nous verrons s'ils peuvent entrer dans la pratique médicale et si nous pourrons trouver en eux les éléments de la phtisiothérapie pratique que je développerai dans les conférences suivantes.

Vous le voyez, Messieurs, le mot pratique revient dans chacune de mes phrases. Je tiens ici à parler uniquement du traitement *pratique* de la tuberculose, de celui que peut faire tout médecin, sans avoir besoin du contrôle du laboratoire, sans exiger des examens difficiles ou délicats, et sans avoir les malades sous sa surveillance complète, comme dans un hôpital ou dans un sanatorium.

De tout temps, on a cherché des traitements nouveaux contre la tuberculose. On a eu recours aux médications les plus étranges, selon les doctrines médicales du temps, et, je puis le dire, toujours avec succès.

Voulez-vous deux exemples de médications tombées en désuétude et qui paraissent aussi singulières l'une que l'autre ? Pendant longtemps, on a traité les tuberculeux avec le chou rouge. On leur faisait prendre du sirop de chou rouge ; on leur apprêtait le chou rouge dans des mets plus ou moins variés. Cette pratique a donné des résultats que nous pouvons expliquer à l'heure actuelle car le chou rouge comprend 18 pour 100 de sels de chaux dans sa constitution. Il y a une trentaine d'années, la mode était de faire coucher les tuberculeux dans les étables à vaches, et l'air des étables était particultèrement recommandé dans le traitement de la phtisie. Constantin Paul a même rapporté, à la *Société de thérapeutique,* le cas d'un malade qui, sous l'influence de cette médication avait gagné 17 kilogrammes. Le Pr Jaccoud a obtenu des améliorations par cette méthode. Nous nous demanderions aujourd'hui, si une pareille médication, exposant à des réinfections et à des réensemencements, en raison de la fréquence de la tuberculose chez les vaches, ne serait pas nocive. Peut-être ces tuberculeux tiraient-ils bénéfice de l'inhalation de gaz, de l'ammoniaque ou de l'azote contenu dans l'ammoniaque.

Chaque année a apporté sa médication nouvelle contre la tuberculose. Nous allons examiner les plus récentes, sans parler ni des cacodylates, ni de l'arrhénal, ni de la lécithine. Je vous énumèrerai quelques médicaments, puis je vous parlerai des sérums et des tuberculines.

Nous ne connaissons pas de travaux de contrôle sur l'action des derniers médicaments préconisés contre la bacillose, et je ne ferai que vous citer les inhalations de nitrate de thorium de M. Sharp-Gordon, les injections de pétrole et d'éther de M. N. N. Vnoukov, les injections de soufre soluble et de soufre colloïdal de M. Louis Bory, la paratoxine de MM. Lemoine et Gérard, de Lille, extrait de bile dissous dans l'éther de pétrole. Ces auteurs ont obtenu des améliorations dans la tuberculose à la première et à la deuxième période, par injections intra-trachéales ou sous-cutanées ; les résultats ont été négatifs dans la troisième période. M. Lemoine a bien voulu m'envoyer de la paratoxine. J'ai essayé son emploi sur des malades d'hôpital et sur des malades de ville. J'ai pu me convaincre que cette médication était absolument inoffensive et qu'elle était très bien supportée. Quant à son action curative, le temps manque encore pour pouvoir donner une appréciation (1).

Au point de vue des nouveaux médicaments, j'insisterai surtout sur l'atoxyl, sur les glandes à sécrétion interne, sur le sérum marin et sur la médication de Ferrier. Je vous parlerai aussi de l'emploi de la méthode de Bier dans la tuberculose pulmonaire.

On a voulu voir dans l'*atoxyl* un spécifique de la tuberculose. Il n'en est rien. Dans une communication faite par M. Arthur Delille, à la *Société de Thérapeutique*, nous avons montré que l'atoxyl, inoffensif quand il est employé à petites doses, n'avait aucune action sérieuse sur la tuberculose. « Il ne doit être prescrit que dans des cas limités, à titre de médication d'appoint, très inférieure à beaucoup d'autres (2) ». M. Hallopeau a obtenu

(1) Mon ami, le Dr Triboulet, a insisté dans plusieurs publications, sur le rôle de l'opothérapie hépatique dans la tuberculose des alcooliques avec lésions hépatiques. Il a obtenu de bons effets d'un extrait hépatique total préparé au sirop de sucre (sirop hépatique), dont on prend deux cuillerées à soupe par jour, chaque cuillerée représentant 50 grammes d'organe hépatique de jeune veau : j'aurai l'occasion de revenir sur cette médication dans le cours de ces conférences.

(2) Louis Renon et Arthur Delille. L'atoxyl dans la tuberculose, *Soc. de thérapeutique*, 28 mai 1907.

de bons effets de l'atoxyl dans la tuberculose rénale, et il pense que des essais pourraient être tentés à nouveau dans la phtisie avec de l'atoxyl français, au lieu d'atoxyl allemand. Nous avons repris cette étude en utilisant dans les veines des solutions filtrées d'atoxyl français cristallisé; les seules dont on puisse comparer les résultats, selon la remarque très judicieuse de mon ami M. Martin, de l'Institut Pasteur. Les injections ont été bien supportées, mais il est impossible de pouvoir en juger dès maintenant les résultats.

Les lésions des glandes à sécrétion interne, fréquentes dans la tuberculose, ont amené divers auteurs à considérer le rôle de l'opothérapie contre la bacillose. Je ne parlerai ni de la thyroïde, ni de la surrénale, ni du suc pulmonaire, dont l'action est déjà connue, mais je dirai quelques mots de l'*hypophyse*. M. Torri, en Italie, et MM. Garnier et Thaon, en France, ont noté chez les tuberculeux des lésions fréquentes de l'hypophyse. Si l'on rapproche de ce fait l'existence de l'abaissement de la tension artérielle découvert chez les tuberculeux, en 1891, par M. Marfan, et l'influence de l'opothérapie hypophysaire sur l'élévation de la tension artérielle, on peut se demander si cette médication ne rendrait pas des services dans la tuberculose. Avec

M. Arthur Delille, j'ai vu l'extrait d'hypophyse élever la
tension artérielle des tuberculeux, diminuer le nombre
des pulsations, malgré la fièvre, augmenter l'appétit,
combattre l'insomnie ; mais nous n'avons observé aucune
modification dans l'évolution de la bacillose (1). M. J.
Parisot, dans des recherches analogues, a obtenu une
augmentation de tension artérielle, une amélioration de
l'appétit et une diminution de l'insomnie ; mais, comme
nous, il pense que ce traitement n'a aucune influence sur
l'évolution ultérieure de la maladie ; il n'en entrave, ni
accélère la marche(2).

En 1905, MM. Quinton et Robert Simon ont préconisé contre la tuberculose les injections de *sérum marin*,
rendu isotonique et stérilisé. Depuis deux ans, j'ai traité
des tuberculoses apyrétiques par ce plasma, en utilisant
de petites doses de 20 à 50 centimètres cubes par injection, une fois ou deux par semaine, et j'ai obtenu une
amélioration du poids, une augmentation de l'appétit, un
relèvement de l'état général, et cela sans accidents. Mais
quand j'ai appliqué la méthode aux tuberculeux fébriles,

(1) Louis Rénon et Arthur Delille. Sur quelques effets opothérapiques de l'hypophyse, *Soc. de thérapeutique*, 22 janv. 1907.

(2) J. Parisot. Action de l'extrait d'hypophyse sur quelques maladies,
Revue méd. de l'Est, 15 juin 1907.

et lorsque, sur le conseil de M. Quinton, avec qui j'en avais causé, au dernier congrès de climatothérapie de Cannes, j'ai augmenté les doses jusqu'à 100 et 150 centimètres cubes par injection, j'ai été véritablement effrayé des résultats. J'ai noté une augmentation thermique de 2 à 3 degrés, et des températures allant jusqu'à 40°, 40°,6 et même jusqu'à 41°. Le tout était suivi d'une dépression, d'une perte de forces, d'appétit, et de poids — dont quelques-unes ont duré deux mois, — en un mot d'une aggravation telle qu'en conscience je n'ai pas cru devoir continuer ces injections. Dans un livre récent et très intéressant sur les *Applications thérapeutiques de l'eau de mer,* M. Robert Simon, à la page 52, en parlant des réactions fébriles, dit : « Devons-nous en conclure pour cela que les injections de plasma marin sont nuisibles aux tuberculeux fébriles ? » Je répondrai : oui, sans hésiter. Je ne conseille plus les injections de sérum marin à un tuberculeux pulmonaire dont la température rectale dépasse 38°, et je ne les emploie qu'à la dose de 50 centimètres cubes par semaine dans les tuberculoses apyrétiques. Par contre, comme je l'ai déclaré au congrès de Cannes, l'année dernière, au début de l'année, je suis tout à fait de l'avis exprimé par M. Lalesque : je n'ai pas observé d'hémoptysies à la suite de ces injections.

J'arrive à la méthode de M. Ferrier, à la *recalcification* des tuberculeux. En 1905, M. Paul Ferrier fit connaître les résultats d'un nouveau traitement de la tuberculose par la recalcification ; cette médication partait d'idées justes très intéressantes : la décalcification dentaire d'origine interne peut être reconnue cliniquement ; la décalcification dentaire est l'indice d'une décalcification parallèle des autres tissus ; une thérapeutique appropriée permet de lutter contre la décalcification. Telles sont les idées directrices de M. Ferrier. Il a pensé que les tuberculeux étaient des décalcifiés, que tuberculose et décalcification marchaient de pair, et il a appliqué à la tuberculose sa méthode de recalcification, que je vous exposerai par la suite. Cette méthode m'a beaucoup séduit. Je l'ai expérimentée ici, dans mon service d'hôpital, et sur des malades de ville, et j'ai pu me convaincre qu'en plus du grand mérite d'être inoffensive, elle pouvait donner des résultats où d'autres avaient échoué. Cette méthode pouvait rendre compte de la rareté de la tuberculose des ouvriers travaillant dans les fours à chaux. Aussi, avec mon collègue et ami, M. Émile Sergent, ai-je appuyé publiquement les idées de M. Paul Ferrier. Je dois dire qu'au point de vue théorique, elles n'ont pas été acceptées par tout le monde, et, à la *Société d'Études scientifiques sur la tuberculose,* mes collègues, le Pr Albert Robin,

MM. Guinard, Villemin, Barbier, Küss ont fait des objections de principe. M. Ferrier y a répondu, sans convaincre peut-être beaucoup ses contradicteurs. Au point de vue, non pas théorique mais pratique, les résultats du traitement de M. Ferrier doivent le faire maintenir dans la phtisiothérapie pratique. Si cette méthode agit, peut-être est-ce pour une raison toute différente de celle que pense M. Ferrier. Les sels insolubles de chaux produisent dans l'organisme de petites doses de chlorure de calcium. Le chlorure de calcium a une action biologique considérable. M. Delezenne a montré l'influence des faibles quantités de chlorure de calcium dans la digestion. M. Netter a mis en évidence l'action du chlorure de calcium dans la tétanie, dans le prurit, dans l'urticaire, dans la pneumonie, etc. Après lui, j'ai récemment fait voir l'importance de doses petites de chlorure de calcium contre l'albuminurie. Les sels de calcium sont les antagonistes du sodium, et il serait, à ce point de vue, intéressant d'examiner la résistance globulaire et le pouvoir hémolytique du sérum des tuberculeux. Le chlorure de calcium agit, même à petites doses, dans différentes affections. A l'heure actuelle, nous revenons aux petites doses en médecine. Il y a quelques mois, ici même, en vous parlant des indications thérapeutiques, j'insistais sur l'importance des petites doses dans la pratique courante, et, dans une conférence très remarquable et très élevée de pathologie et de thérapeutique générales, mon maître, M. Huchard, ici présent — que je remercie profondément d'avoir bien voulu assister à cette conférence, — a prévu la thérapeutique de demain (1), qui sera celle des petites doses en médecine. C'est peut-être à toutes ces raisons qu'est dû le succès de la médication de M. Ferrier.

En 1906, M. Kuhn, assistant du P\u02b3 Leyden à Berlin, fit connaître qu'il pouvait réaliser la *stase hyperémique* des poumons, selon les principes de Bier, par l'application d'un *masque* sur le visage. Ce masque, semblable aux masques à anesthésie, et divisé en deux parties, permet l'inspiration par les narines, le nez étant comprimé légèrement, pendant que l'expiration s'effectue librement et sans aucun empêchement par la bouche. Depuis cette époque, M. Kuhn est revenu, à diverses reprises, sur sa méthode. Elle a été utilisée aux États-Unis par M. Willy Meyer (*Medical Record,* 9 novembre 1907) qui en a obtenu de bons résultats dans la tuberculose pulmonaire. Il a noté, chez ses malades, l'augmentation des globules blancs, des globules rouges du sang et de l'hémoglobine. Au début, il employait le masque pendant 15 minutes

(1) Huchard. La thérapeutique d'hier et de demain, *Journal des Praticiens,* 16 novembre 1907.

deux à trois fois par jour : ensuite, il a pu en faire prolonger l'usage pendant une heure deux à trois fois par jour. Je n'ai point essayé le masque de M. Kuhn ; mais je tenais à vous signaler cette méthode intéressante, en rapport avec ce que nous savons de la rareté de la tuberculose dans les stases pulmonaires passives des cardiaques, particulièrement dans l'insuffisance mitrale.

*
* *

Je vais maintenant aborder la médication spécifique de la tuberculose par les *sérums* et les *tuberculines,* et je la discuterai en me plaçant uniquement au point de vue de la phtisiothérapie pratique.

La sérothérapie cherche, dans la tuberculose, à créer une immunisation *passive,* en donnant à l'organisme les anticorps dont il a besoin. Parmi les sérums, je vous citerai ceux de M. Maragliano et de M. Masmorek.

M. *Maragliano* a découvert, il y a une dizaine d'années, un *sérum* actif contre la tuberculose qu'il a fait connaître dans une série de communications. Il est revenu encore sur le sujet à Lyon, en 1906, et il a publié ses nombreux travaux dans la presse médicale et même dans la presse politique. J'ai vu, avec un de nos confrères de Paris, le Dr Fourrier, une malade qui avait un peu maigri, qui ne présentait pas de signe net de tuberculose, mais chez laquelle on soupçonnait cette maladie. Pour juger la question, le Dr Fourrier fit le diagnostic par la tuberculine, selon la méthode de Moeller et d'Ostrowsky, La réaction fut positive ; on en conclut que la malade était tuberculeuse, et on la soumit, avec mon approbation, au sérum de Maragliano. En trois mois, elle augmenta de 7 kilogrammes, et, au bout de cinq mois, elle ne présentait plus de réaction à la tuberculine. Nous avons pensé que le sérum avait fait disparaître toute trace de tuberculose. Mais celle-ci était inappréciable ; il ne s'agissait que d'un foyer insignifiant, presque imperceptible à l'examen clinique. Mon collègue, M. Guinard, directeur du Sanatorium de Bligny, a obtenu aussi chez quelques malades des résultats intéressants, à la suite de l'emploi du sérum de M. Maragliano.

M. *Marmorek* a eu le mérite de lutter seul, sans appui, pour son sérum. Il a eu le rare courage de traiter des tuberculeux avancés, et, par conséquent, de s'exposer à des échecs. Des auteurs allemands, anglais et français sont venus et viennent encore témoigner en faveur de sa méthode. Lui-même a fait une importante et intéressante lecture à la Société de thérapeutique en 1905. L'année dernière, M. Elsaesser et M. Schenker ont obtenu avec le sérum de Marmorek des résultats supérieurs à ceux produits par les tuberculines de Spengler et de Béraneck, et M. Wohlberg en a montré les bons effets dans la scrofule. Il semble donc se produire, en ce moment, un mouvement en faveur de ce sérum, qui paraît avoir plus d'action sur les tuberculoses locales que sur la tuberculose pulmonaire. Devant les accidents toxiques produits quelquefois par l'injection sous-cutanée, M. Marmorek a dû modifier sa méthode et recourir à l'injection rectale. De nouvelles recherches sont encore nécessaires pour fixer la valeur des résultats obtenus et surtout pour déterminer les indications de la méthode dans la phtisiothérapie pratique.

Il existe encore d'autres sérums qui sont en voie d'expérimentation, comme le sérum de MM. Lannelongue, Achard et Gaillard, et qui n'ont pas encore été appliqués à l'homme d'une manière systématique.

Mais les sérums, quels qu'ils soient, peuvent exposer à des *accidents* qui se produisent dès l'injection, et que mon distingué collègue, le Dr Guinard, directeur du sanatorium populaire de Bligny, a décrits en ces termes : « De quinze à vingt secondes après le début de l'injection d'un sérum de chèvre ou de cheval immunisé contre la tuberculose, quelquefois même au cours de l'injection, quand celle-ci était faite avec lenteur, nous avons vu apparaître, subitement, des phénomènes d'excitation généralisés sur le système des vaso-moteurs et des fibres lisses, avec troubles de la respiration et du rythme cardiaque. Les accidents débutent le plus souvent par de la gêne respiratoire : le malade est angoissé, croit étouffer ; une petite toux saccadée, produite par secousses, avec expirations brusques, peut se montrer au début, parfois remplacée par des éructations bruyantes ; en même temps surviennent des bouffées de chaleur avec sensation d'étourdissement. La face, la peau du cou, du thorax, etc., rougissent violemment, les conjonctives sont injectées, le cœur s'accélère et s'affaiblit au point d'être parfois incomptable ; le péristaltisme intestinal est réveillé, les contractions sont douloureuses sans être accompagnées du besoin de défécation. Quelques secondes après ces premiers phénomènes, alors que le malade se sent mieux, on voit apparaître en des points symétriques de la face et du tronc, sous l'orbite, aux ailes du nez, au niveau et au-devant des conduits auditifs, au milieu du front, etc., des plaques blanchâtres de vaso-constriction. Pendant tout le temps, le malade conserve sa pleine et entière connaissance. Peu à peu les phénomènes se calment, la coloration redevient normale, une hypersécrétion sudorale survient, quelquefois avec tremblement et sensation de froid, puis tout disparaît. Dans les heures qui suivent, persiste un peu de céphalalgie et, généralement, le soir, la température s'élève brusquement, pouvant atteindre 39° à 40° » (1).

En dehors des accidents qu'ils présentent, ces sérums doivent leurs effets indiscutables à une tuberculine modifiée, plus qu'à des éléments antitoxiques. Une action antitoxique ne suffirait pas à enrayer une maladie comme la tuberculose ; pour cela, il faut un corps ayant une action propre sur les lésions bacillaires elles-mêmes. La sérothérapie de la tuberculose doit partir d'un principe tout différent de la sérothérapie antidiphtérique. En tous cas, l'emploi des sérums doit être très réservé et exiger un choix judicieux des malades.

Je vais vous parler maintenant des *tuberculines*.

La tuberculinothérapie part d'un principe différent de la sérothérapie ; elle cherche à produire une immunisation *active* de l'organisme, en lui faisant élaborer les anticorps indispensables à sa défense.

Il faudrait un an de leçons pour élucider la question de la tuberculine et pour dire tout ce qui a été écrit sur cette très intéressante question. Néanmoins, on peut résumer rapidement le débat, en envisageant seulement le traitement pratique des tuberculeux.

(1) L. GUINARD. Quelques considérations générales sur l'emploi de la tuberculine et des sérums dans la thérapeutique de la tuberculose, *Revue de la tuberculose*, décembre 1907.

La tuberculinothérapie s'étend chaque jour davantage, elle est essayée à peu près partout à l'heure actuelle, avec des résultats variables mais qui donnent néanmoins la conviction absolue qu'il y a quelque chose d'efficace en elle.

On lui a cependant fait récemment quelques critiques capables de limiter son action. M. Wolff-Eisner, l'inventeur de l'ophtalmo-réaction, a fait remarquer que le meilleur moyen de défense dont l'homme dispose contre l'infection tuberculeuse est l'anaphylaxie qu'il présente vis-à-vis de la tuberculine. Aussi est-il d'avis que l'emploi de la tuberculine en thérapeutique est dangereux, car immuniser l'organisme contre la tuberculine, c'est le priver de son anaphylaxie. La réaction anaphylactique ne s'observe jamais chez le cobaye infecté de tuberculose ; c'est peut-être pour cela que cet animal est si sensible à la bacillose. Les nègres, relativement indemnes de tuberculose dans les conditions de vie naturelles, succombent presque fatalement dès qu'ils sont contagionnés par des tuberculeux, peut-être aussi pour la même raison. Enfin, l'absence de réaction anaphylactique à l'égard de la tuberculine dans la troisième période de la phtisie serait d'un fort mauvais pronostic. Dans le traitement par la tuberculine, il faudrait donc éviter la perte de sensibilité complète de l'organisme à la tuberculine, car celle-ci, loin d'être utile, favoriserait au contraire l'envahissement bacillaire. On devrait donc, dans la tuberculinothérapie, vérifier à l'aide de la cutiréaction la limite de cette sensibilité.

Je ne sais si ces idées exprimées depuis les recherches sur la cuti et sur l'ophtalmo-réaction prévaudront par la suite, mais je devais vous les signaler.

Une des raisons pour lesquelles la tuberculinothérapie a été et est encore si longue à se développer dans la pratique médicale, et surtout en France, c'est le nombre des tuberculines et des méthodes différentes offertes au médecin praticien. En dehors de l'ancienne tuberculine de Koch, la tuberculine TA, et des nouvelles tuberculines TO, TR et BE du même auteur, il existe d'autres tuberculines comme celle de M. Denys (de Louvain), bouillon filtré contenant les toxines solubles extra-cellulaires, comme celle de M. Béraneck (de Neufchâtel), utilisant les toxines intra et extra-cellulaires, comme celle de M. Spengler (de Davos). Les méthodes sont aussi fort différentes. L'accord n'existe ni sur les malades à traiter, ni sur la durée du traitement, ni sur les doses à utiliser. Les uns préconisent des doses relativement élevées, les autres des doses presque homœopathiques. Cependant, sous l'influence des idées du Pr Sahli (de Berne) la posologie des tuberculines s'est très améliorée et l'on revient aux très petites doses.

Ce savant a eu le grand mérite de montrer qu'il fallait avant tout éviter les réactions, réaction de température, réaction du pouls, réactions locales, réaction de l'état général ; pour lui, diminution de poids, malaise, lassitude intense, maux de tête, insomnie, inappétence, « *tous ces phénomènes sont des réactions à la tuberculine et ont la même signification que la fièvre* » (1). C'est également l'avis de mon collègue M. Guinard, qui met en pratique ces principes au sanatorium de Bligny.

Laissez-moi vous dire un mot de quelques-unes des dernières tuberculines.

La *tuberculine T. R.* a été employée par beaucoup d'auteurs et, surtout, par un grand savant anglais, Wright, qui a appuyé son application de sa méthode des opsonines, permettant de régler l'usage de la tuberculine d'après les réactions produites par l'organisme à chaque injection. Wright a obtenu de bons résultats pour les tuberculoses locales ; mais, comme l'a dit mon collègue, M. A. Jousset, dans un rapport très documenté sur les opsonines, à la Société d'Études scientifiques sur la Tuberculose : « Wright semble avoir abandonné la lutte contre la tuberculose pulmonaire par la tuberculine T. R.,

(1) Sahli. *Le traitement de la tuberculose par la tuberculine*, Genève, 1907, p. 68.

trop dangereuse, à son avis, même quand elle est surveillée. Quand ces essais n'auraient abouti qu'à éclairer
le public médical sur les dangers d'une méthode redoutable et à éviter les accidents fameux qui ont accompagné
le lancement de la première tuberculine, il faudrait encore en féliciter l'auteur, qui a fait ici preuve d'une prudence que ne partagent pas tous les auteurs allemands et
anglais (1). »

Parmi les autres tuberculines, la *tuberculine de M. Denys*, de Louvain, a été utilisée dans les sanatoria de Suisse,
en Belgique, dans le Nord de la France, avec des résultats
très variables, qui ne forcent pas la conviction. Au dernier Congrès de médecine de Paris, MM. Stephani et
Gouraud ont apporté de bons résultats de son application,
mais ils pensent qu'il faut la manier prudemment. Au
même Congrès, M. Stella a fait une communication en
faveur de la tuberculine de M. Denys, et il s'est montré
très enthousiaste de la méthode. Il a vu les bacilles disparaître souvent des crachats, et, quand ils ne disparaissaient pas, ils se modifiaient, prenaient partiellement la
couleur rouge, se fragmentaient, et présentaient un aspect
plus ou moins dégénéré. Il pense que cette tuberculine
agit en développant un anticorps dans l'organisme ma

(1) A. JOUSSET. La méthode opsonique de Wright, *Soc. d'études scient.
sur la tub.*, avril 1907, p. 155.

lade. Un contradicteur, M. Béco, de Liège, s'est élevé. Dans son service de l'hôpital de Liège, M. Béco a étudié la tuberculine de M. Denys pendant 6 ans, sur cent malades ; il n'a obtenu aucun résultat que l'on puisse mettre réellement à l'actif de la tuberculine, mais seulement des résultats attribuables à la cure diététo-hygiénique. Pour lui, la tuberculine de M. Denys n'a aucune action sur les lésions bacillaires, et les bacilles partiellement colorés, dont parle M. Stella, loin d'être dégénérés, restent virulents et nocifs pour les cobayes.

Le Pr *Béraneck*, de Neufchâtel, a fait connaître, en 1903, à l'Académie des Sciences, un nouveau principe de traitement de la tuberculose, basé sur l'idée suivante : « Pour enrayer l'évolution de la tuberculose, le problème consiste moins à neutraliser par des antitoxines les toxines secrétées qu'à augmenter la résistance des phagocytes et à renforcer leur action bactériolytique. » Pour obtenir une vaccination directe de l'organisme pendant l'évolution même de la maladie, le Pr Béraneck fait usage d'un mélange de toxines extra et intracellulaires, celles-ci étant extraites du protoplasma des bacilles par l'acide ortho-phosphorique à 1 pour 100. On obtient avec cette méthode une mithridatisation progressive et insensible de l'organisme contre les poisons tuberculeux. Chez les malades qui bénéficient du traitement « l'état général est le premier influencé : les malades si vite fatigués à propos de tout ou de rien, accusent un relèvement de forces, l'appétit se réveille et le poids augmente progressivement... Après le relèvement de l'état général, on observe la régularisation de la température — qui cesse de s'élever au moindre exercice — et le ralentissement du pouls. Quant aux lésions pulmonaires, elles ne se modifient que beaucoup plus tard, au bout de quelques mois. La toux diminue et cesse, l'expectoration ne contient plus de bacilles et finit par tarir complètement (1). » Mais tous les malades ne guérissent pas, même parmi ceux qui paraissent peu atteints, et cela surtout lorsqu'il s'agit de tuberculoses à marche rapide. M. Bauer a apporté au dernier Congrès de médecine de Paris, 150 observations de malades traités par cette méthode avec des résultats satisfaisants. L'avenir nous dira la valeur exacte de cette méthode, car, ainsi que le dit le Pr Salli en terminant sa remarquable étude sur la tuberculinothérapie : « Le traitement de la tuberculose par la tuberculine est difficile et long. Il demande beaucoup de patience et de peine de la part du malade et du médecin. Il n'est applicable qu'à un nombre restreint de cas, et l'on doit souvent renoncer à le poursuivre (2). »

(1) J. PALLARD. Le traitement de la tuberculose pulmonaire par la tuberculine de Béraneck, *Province médicale*, 14 décembre 1907.
(2) SAHLI. *Loco citato*, p. 97.

Parmi les diverses tuberculines, en voie d'expérimentation, je dois dire un mot des *tuberculines et des vaccins de M. Carl Spengler* qui auraient donné, à Davos et à l'étranger, de remarquables résultats cliniques. La méthode repose sur le principe suivant : l'homme tuberculeux serait infecté par des bacilles bovins et par des bacilles humains, ayant des propriétés toxiques opposées, et le traitement devrait consister à injecter, chaque fois, un produit dérivé du bacille secondaire pour neutraliser l'action du bacille prédominant. En plus de ces tuberculines, M. Carl Spengler utilise deux vaccins : le premier issu des bacilles humains, le second dérivé des bacilles bovins. L'auteur appuie sa méthode sur une série de preuves tirées de la morphologie des bacilles des crachats et des réactions agglutinantes et précipitantes des bacilles tuberculeux. Il injecte de très faibles doses de ces préparations, de un dix-millième à un millième de milligramme de tuberculine, et de un cent millionième à un millionième de milligramme de vaccins. L'avenir nous dira ce qu'il convient de penser de cette médication, qui repose sur des idées théoriques encore très discutées par beaucoup d'auteurs.

L'ancienne tuberculine de Koch, la tuberculine T. A. a été abandonnée en France depuis longtemps. Son usage a été repris à l'étranger, surtout dans les sanatoria, où chaque auteur a sa méthode, injectant des doses différentes, parfois trop élevées. Cependant, depuis quelque temps, quelques essais timides se font dans notre pays. M. Guinard a utilisé au sanatorium de Bligny, avec une grande prudence, la *tuberculine de l'Institut Pasteur*. Il commence par injecter 1/250° de milligramme, pour arriver jusqu'à un vingtième de milligramme, dose maxima. M. Guinard opère très lentement, en espaçant les doses de manière à éviter toute réaction, toute élévation de température, si minime soit-elle, et même tout malaise, tel qu'une perte légère de force ou une sensation de fatigue. M. Guinard pense que la tuberculine, employée de cette façon, peut donner de bons résultats.

« Quant aux formes cliniques de la tuberculose pulmonaire, dans lesquelles on est autorisé à tenter l'essai de cette médication, il est bien difficile de les préciser, car, à ce point de vue, tout est à faire ; il y a d'ailleurs à compter beaucoup avec la façon de réagir de chaque individu et c'est là encore une raison qui rend plus délicate la pratique de la tuberculine.

« Je dirai seulement, car la question m'a été posée, que l'existence d'une fièvre modérée, quand on connaît bien sa marche et ses caractères journaliers, ne constitue pas une contre-indication, surtout si les lésions ne sont pas graves et si, en particulier, il s'agit de malades paraissant plus intoxiqués que lésés. Par contre, la plus grande prudence est de rigueur avec les congestifs, les hémoptoiques et les sujets porteurs de foyers évolutifs en pleine activité.

« En somme, je crois qu'en France, nous avons eu tort de rester sur la première impression défavorable qui, fatalement s'imposaït après les incidents fâcheux et décourageants qui ont suivi la découverte de la tuberculine.

« Au milieu de tous les produits qui ont été étudiés dans ces derniers mois, comme pouvant rendre des services dans la thérapeutique antituberculeuse, la tuberculine paraît ressortir comme le meilleur et le plus sûr des adjuvants, non pas certes qu'en toutes circonstances elle soit efficace, trop nombreux, hélas ! sont les cas dans lesquels elle ne peut rien, mais, parce que, bien employée, elle est toujours inoffensive et peut parfois être utile aux malades.

« Par conséquent, de ces considérations très générales, je conclus que, dans la thérapeutique de la tuberculose, à côté et comme adjuvant de la cure d'air à la campagne, les tuberculines, ainsi que les préparations comportant l'usage d'extraits bacillaires méritent de retenir l'attention et d'être mises sérieusement à l'étude, car c'est du côté de ces moyens que semblent, jusqu'ici, s'annoncer les résultats les plus nets, les plus constants et les plus encourageants pour l'avenir (1). »

(1) L. Guinard. *Loco citato.*

Messieurs, je m'associe complètement à ces conclusions de M. Guinard. J'ai vu des malades traités par la tuberculine de l'Institut Pasteur présenter des améliorations considérables, et j'en traite en ce moment dans mon service de l'hôpital de la Pitié. Mais, avant de conseiller cette médication aux médecins praticiens, il faut la reprendre par la base. Tout est à faire pour en fixer les indications thérapeutiques. Il faut établir une posologie française de la tuberculine, d'après notre propre expérience. La question vient d'être mise à l'étude par la Société d'Études scientifiques sur la tuberculose. Il nous faudra 4 ans, au moins, pour avoir une idée nette sur la valeur thérapeutique et les applications cliniques de la tuberculine. C'est vous dire qu'elle ne saurait entrer, pour le moment, dans le traitement pratique de la tuberculose pulmonaire. Jusque-là, nous devons en réserver l'usage pour les hôpitaux, les sanatoria et pour quelques cas particuliers que l'on pourra suivre avec le plus grand soin.

Dans le traitement de la tuberculine par les sérums et les tuberculines, chaque auteur, vous le voyez, Messieurs, a sa méthode et ses résultats, et on les juge à coups de statistiques. Encore que comparaison ne soit pas raison, veuillez me permettre de vous rappeler ce qui s'est passé lors de l'apparition de la sérothérapie antidiphtérique.

Avant la sérothérapie il existait beaucoup de méthodes de traitement ; chacune prétendait mieux faire que les autres, on avait recours aux chiffres pour les juger, et selon qu'on notait quelques améliorations en plus ou en moins, on trouvait la méthode excellente ou mauvaise. Après la sérothérapie, en six mois, toutes les méthodes anciennes sont tombées comme des châteaux de cartes. Seule, la bonne a persisté, car elle est l'évidence même pour les hommes de bonne foi. Il n'y a pas eu besoin d'ergoter sur les statistiques ; il a suffi de l'examen d'un seul cas traité avant et après la sérothérapie pour être convaincu, et tous les récalcitrants se sont ralliés à la méthode.

Messieurs, le problème de la guérison de la tuberculose est bien plus difficile que celui de la diphtérie. La tuberculinothérapie n'améliore qu'un nombre restreint de malades et, d'après tout ce que vous venez de voir, j'ai le droit de dire que le traitement spécifique de la bacillose n'est pas encore trouvé. Cela ne doit pas décourager les chercheurs, bien au contraire, car la place est à prendre, et le but est digne de l'effort.

*
* *

Les recherches thérapeutiques sur la tuberculose sont rendues très difficiles par le fait suivant : *Tout procédé nouveau de traitement de la tuberculose, pourvu qu'il soit inoffensif, donne toujours des résultats satisfaisants.* C'est là un axiome que je voudrais voir écrit en gros caractères sur toute œuvre nouvelle de phtisiothérapie, axiome que le vulgaire traduit plus simplement en disant : Hâtez-vous de prendre un médicament pendant qu'il guérit. Cela peut vous faire sourire : c'est pourtant une vérité absolue.

Si vous comparez les uns aux autres les résultats obtenus par les diverses médications antituberculeuses, vous les voyez toujours les mêmes. Il y a toujours tant pour cent d'améliorations, tant pour cent de guérisons, tant pour cent d'états stationnaires, tant pour cent d'aggravations. Mon collègue de la *Société de Thérapeutique*, M. Laumonier, a constaté pour quatre médications différentes, de 65 à 71 pour 100 de guérisons et d'améliorations, et de 29 à 39 pour 100 d'états stationnaires ou aggravés. Il y a, toujours, un taux identique de résultats satisfaisants, ce que j'appellerai le *coefficient normal d'amélioration,* quelle que soit la médication employée.

Pourquoi cela ? Parce que tout traitement imposé par un médecin ayant foi en sa thérapeutique développe chez le malade un facteur psychothérapique de guérison toujours le même. Le malade se laisse suggestionner par le médecin, et la médication est le véhicule de cette sugges-

tion. Pour qu'un traitement puisse être déclaré efficace
contre la tuberculose, il faut que le coefficient normal
d'amélioration soit dépassé ; il faut que la médication ait
subi l'épreuve du temps ; il faut aussi qu'elle ait été employée chez le même malade par des médecins différents
ou par un médecin revu seulement à de longs intervalles.
Alors, seulement, on peut déclarer le remède efficace
contre la tuberculose.

Mon collègue, M. Albert Mathieu, dans une communication d'une haute portée de thérapeutique générale, a
montré l'influence d'une simple injection sous-cutanée de
un centimètre cube de sérum physiologique, décoré du
nom d' « *antiphymose* », sur des tuberculeux hospitalisés.
L'injection était faite par série de cinq à six jours ; mais,
auparavant, on avait annoncé l'apparition de ce sérum
comme une grande découverte. On avait choisi minutieusement les cas, on avait pris l'observation détaillée des
malades, et, chaque jour, on notait les résultats acquis.
Ils dépassèrent toutes les espérances. Au bout de peu de
jours, on observa le retour de l'appétit, la diminution de
la toux, de l'expectoration, des sueurs nocturnes et même
des signes physiques pulmonaires, le tout accompagné
d'une augmentation totale de poids, allant de 1 500 grammes
à 2 et 3 kilogrammes. Tous les signes anciens reparais-

saient dès que les injections étaient supprimées. « Les tuberculeux, dit M. Mathieu, retrouvent de la vitalité, dès qu'on s'occupe d'eux : ils reprennent courage et renaissent à l'espérance (1) ».

D'ailleurs, il est classique de voir tout tuberculeux qui change de médication ou de médecin aller mieux pendant quinze jours ou trois semaines, ce qui confirme tout ce que je viens de vous dire.

Cette *suggestion thérapeutique* rend difficile l'appréciation de la valeur d'une médication contre la tuberculose, mais elle rend le traitement des tuberculeux singulièrement plus facile. C'est là une force thérapeutique de premier ordre, dont se privent volontairement les partisans de l'abstention systématique de toute médication dans la tuberculose. Maniée avec sagacité, l'administration de telle ou telle substance inoffensive, ayant d'ailleurs une action sur l'état local ou général, permet souvent d'obtenir chaque fois, un coefficient normal d'amélioration nouveau, de superposer parfois toutes ces améliorations suggestives, et de faire le cumul des coefficients d'amélioration. Le médicament devient le vecteur de la foi thérapeutique du médecin et jalonne d'espoir la route du malheureux phtisique.

(1) A. Mathieu et Dobrovici. La suggestion médicamenteuse à l'hôpital Andral, *Soc. de thérapeutique*, 13 juin 1906, p. 283.

Aussi, Messieurs, que ces considérations ne vous rendent pas sceptiques ! Elles doivent, au contraire, augmenter votre confiance, puisque votre action est si puissante. D'ailleurs, j'ai montré ici, il y a quelques mois, le danger du scepticisme thérapeutique, la pire chose pour le médecin (1). Le médecin sceptique ne guérit pas ses malades et il les améliore difficilement. Les phtisiothérapeutes les plus réputés sont ceux qui ont acquis une grande influence sur leurs malades, les tiennent dans la main, pour ainsi dire, et les dirigent selon les principes actuels de la lutte contre la tuberculose, dont ils ont approfondi toutes les ressources.

*
* *

Après cet exposé indispensable, si l'on veut juger sainement de la valeur d'un traitement antituberculeux, il nous sera facile de rechercher les *éléments* de la phtisiothérapie pratique. Nous pourrons les trouver soit dans une médication agissant sur le bacille tuberculeux, soit dans une médication rendant le terrain morbide plus résistant aux attaques de ce bacille.

(1) Louis Rénon. Les indications thérapeutiques, *Journal des Praticiens,* 3 août 1907.

Rénon.   3

Pouvons-nous avoir une action sur le parasite de la tuberculose ?

Non, pas à l'heure actuelle, parce que le bacille de Koch, acido et alcoolorésistant, n'est tué par les antiseptiques que lorsque nos tissus ont déjà été détruits par eux, et il faut renoncer à une action bactéricide. L'atoxyl lui-même, qui agit si bien sur les spirochètes et sur les trypanosomes n'a, jusqu'ici, rien donné de net dans la tuberculose. La substance bienfaisante qui tuera le bacille tuberculeux, sans léser nos organes, est encore à trouver.

Pouvons-nous obtenir des vaccins thérapeutiques antituberculeux ?

D'après le long exposé fait plus haut de la médication dite spécifique, vous avez vu que notre seul espoir réside dans la tuberculinothérapie, maniée selon des indications et une posologie nouvelles qui ne sont pas encore établies.

Pouvons-nous avoir une action sur le terrain tuberculeux ?

Oui, en faisant vivre le tuberculeux dans un air qui ne soit vicié ni chimiquement, ni bactériologiquement ; en réparant les pertes générales nutritives du tuberculeux, c'est-à-dire en lui donnant une bonne alimentation, en luttant contre sa déminéralisation, en stimulant son appétit, en agissant par une médication active, mais réservée. C'est la *vieille triade thérapeutique* qui suscita l'enthousiasme de nos jeunes années médicales et qui a survécu au naufrage de tant de médications, mais qui a besoin d'être modernisée, car le temps en a montré les défectuosités. Jadis, la cure d'air comportait l'usage exclusif du sanatorium, et il a fallu que mon maître, M. Huchard, et que MM. Arthur Bourcart, Vivant et Guiter vinssent battre en brèche la formule : Hors du sanatorium, point de salut. Le sanatorium est devenu ce qu'il devait être, un moyen actif de traitement dans nombre de cas, et c'est tout. M. le doyen Landouzy a dû réclamer au Congrès de Berlin « les adjuvances thérapeutiques » dont notre pays est si riche. Il y a 12 ans, on faisait vivre les tuberculeux, au hasard, à la campagne, dans n'importe quel climat. Aujourd'hui, nous connaissons mieux ce qui leur convient. Le climat a des indications spéciales ; il se dose comme un véritable médicament, et la climatothérapie, associée à l'hygiène, est à la base du traitement pratique de la tuberculose. L'alimentation a donné lieu à des abus regrettables. On commence à connaître les méfaits de la suralimentation et de l'usage exclusif de la zomothérapie. Tout le monde se rallie à ce que j'appelais, il y a quelques années, l'alimentation supplémentaire raisonnée. La médication est indispensable dans la tuberculose. Sans doute, on a donné, à tort et à travers, des médicaments plus dangereux les uns que les autres, et les résultats ont été déplorables. Je suis partisan d'une médication relevant l'état général, réparant les pertes minérales, suppléant les organes lésés par les poisons bacillaires, médication légère, active et variée. Son action réelle se double d'une action psychothérapique intense. Elle est le soutien de l'optimisme merveilleux du tuberculeux. Elle est la trame du traitement moral dont on n'a pas toujours utilisé toutes les extraordinaires ressources.

Tels sont les éléments de la phtisiothérapie pratique.

Comment peut-on les appliquer ? Y a-t-il des *indications spéciales* à tirer de l'examen des humeurs, des sécrétions et des crachats des tuberculeux ?

L'expectoration du malade ne permet de déduire aucune règle nette de traitement. Quand on trouve des bacilles dans les crachats, la tuberculose est ouverte et sévère ; quand on trouve les bacilles associés à des streptocoques, elle est plus sévère encore, mais c'est tout. L'examen du sang permettra de voir si le tuberculeux est en état d'anémie. On numérera les globules rouges ; on dosera l'hémoglobine par le procédé de Tallqvist, si facile à employer. En plus de la recherche de la formule leucocytaire, on peut avoir recours à la méthode opsonique de Wright. Celle-ci permet de mesurer l'action digestive des

phagocytes, variable selon les médications utilisées. C'est
un procédé extrêmement intéressant, mais difficile et dé-
licat à manier, car il faut mettre en contact des globules
blancs, une émulsion de bacilles de Koch et le sérum du
sujet à éprouver. Une telle technique ne peut entrer en
ligne de compte dans le traitement pratique de la tuberculose. L'examen des urines donne-t-il des résultats dont
puisse bénéficier la médication ? On sait depuis longtemps,
depuis les travaux du Pr Albert Robin, que le coefficient
de déminéralisation dans la tuberculose est élevé. Sous
l'inspiration du Pr Bouchard, M. Lucet a fait des recherches sur la nutrition générale dans la tuberculose. Il note
une diminution de la corpulence, de l'adiposité, de l'excitation catalytique. Il a constaté une diminution de l'activité hystolytique à la première et à la deuxième périodes,
et de l'augmentation de cette activité à la troisième période. Ces notions intéressantes peuvent s'exprimer plus
simplement, en disant que le tuberculeux est un malade
dont la nutrition est défectueuse et la déminéralisation
rapide. MM. Arloing, Dumarest et Maignen, après avoir
examiné l'élimination urinaire des malades soumis à la
cure d'altitude dans le sanatorium d'Hauteville, ont surtout tiré de leur travail des indications pronostiques. La
diazo-réaction d'Ehrlich, presque toujours positive dans
les cas avancés, ne donne aussi que des indications pro-

nostiques ; elle est sans valeur pour le traitement. L'étude
de la capacité pulmonaire et de la spirométrie, l'étude du
chimisme respiratoire, si utiles pour le diagnostic, n'ont
pas donné de résultats applicables à la thérapeutique.

Les indications particulières se trouvent dans les conditions pathologiques et physiologiques du tuberculeux.

On ne traitera pas un jeune tuberculeux comme un
vieux tuberculeux ; on ne traitera pas une femme après
la ménopause, comme une tuberculeuse enceinte ou al-
laitant son enfant. La forme de la tuberculose doit intervenir pour le traitement ; la médication de la tuberculose
aiguë n'est pas celle de la tuberculose chronique ; celle de
la tuberculose torpide n'est pas celle de la tuberculose
fébrile. Enfin, l'étude des maladies associées à la tuberculose permet de fournir des indications thérapeutiques
précieuses dans la tuberculose des cardiaques, des pneu-
moniques, des syphilitiques, des diabétiques, etc., etc.

Le médecin a un rôle social considérable à remplir, et,
tout en traitant le tuberculeux, il doit prévenir l'entourage du malade contre la contagion, en imposant des
mesures minutieuses d'hygiène prophylactique.

Nous envisagerons tous ces différents points, dans ces
conférences, qui seront faites dans l'ordre suivant :

1° La psychothérapie, l'hygiène individuelle et prophylactique ;

2° La diététique ;

3° La médication générale et symptomatique ;

4° L'aérothérapie et les cures hydro-minérales ;

5° Les formes de la tuberculose et les états physiologiques;

6° Le traitement des tuberculoses associées.

Mais, avant de commencer, j'ai trois remarques importantes à vous faire relatives au diagnostic, au traitement et au pronostic de la tuberculose.

Il faut faire un *diagnostic* précoce, aussi précoce que possible, et, pour cela, on doit tenir grand compte de l'hémoptysie initiale, quand le malade a la chance de la voir se produire. En face d'un homme qui maigrit, qui perd ses forces, il faut mettre en œuvre tous les procédés de diagnostic que vous connaissez par les moyens physiques et les procédés de laboratoire. Nous fondons, en ce moment, de grandes espérances sur l'ophtalmo-réaction. La recherche de sa valeur a suscité de très nombreux travaux qui portent sur des milliers de cas, observés dans tous les pays. L'avenir nous dira si ce procédé doit entrer dans la clinique courante.

En tous cas, je vous recommande de faire usage d'une tuberculine en solution à 1 pour 150, et d'appliquer sur tout œil, sur lequel la réaction a été essayée, un pansement aseptique occlusif. C'est la meilleure manière d'éviter les accidents, comme ceux que j'ai signalés à la fin de l'année dernière.

D'après M. S. Lévi, l'emploi de l'ophtalmo-réaction empêcherait tout traitement antérieur à la tuberculine, chaque injection étant susceptible de produire une nouvelle réaction oculaire, dont l'intensité ne saurait être prévue. J'ai noté plusieurs fois des réviviscences de l'ophtalmo-réaction, au cours de la tuberculinothérapie, mais je ne saurais dire encore si elles constituent une contre-indication à cette médication.

Une seconde remarque concerne le traitement. La médication de la tuberculose ne doit *pas être systématique* ; il faut l'adapter à chaque cas, sans parti pris. « Il faut, comme on doit toujours le faire en médecine, se garder d'un sectarisme exclusif dont le malade paierait tous les frais (1). »

La troisième remarque s'applique au *pronostic*. Les médecins croient trop facilement à la guérison de la tuberculose, dont on a, à mon avis, exagéré beaucoup la curabilité. On peut diviser les tuberculeux en trois catégories. Dans la première, je rangerai les tuberculeux peu prédisposés, qui guérissent tout seuls, ou très facilement avec quelques soins, d'une tuberculose à peine perceptible à l'examen clinique. Ces malades forment la masse de ces individus porteurs, à l'autopsie, de lésions anciennes cica-

---

(1) Louis Rénon. *Maladies populaires*, 2ᵉ édition, 1906, p. 439.

trisées et guéries. Ils sont atteints de la « petite tuberculose » (1), selon la belle expression de M. Arledetti.
Dans une seconde catégorie, on peut placer les tuberculeux plus prédisposés, présentant des lésions cliniques
indiscutables et même de la fièvre. Ils peuvent guérir
complètement, s'ils sont soignés à temps, avec intelligence, dévouement et ténacité. Mais, pour beaucoup
d'entre eux, la guérison n'est pas définitive. Avec des
soins assidus, on obtient des « trêves », comme disait si
justement mon regretté maître Legroux, trêves plus ou
moins longues, plus ou moins durables, pendant lesquelles l'ennemi ne désarme pas et se prépare à un nou-
vel assaut. Ces malades peuvent donner l'illusion de la
guérison ; mais ils traînent une vie différente de tout le
monde, et ils restent d'une fragilité excessive. Enfin, dans
une troisième catégorie, je placerai les tuberculeux très
prédisposés, porteurs de bacilles à virulence exaltée. Ils ne
guériront pas, quoiqu'on fasse, même pris dès le début.
« Dans un tiers des cas de phtisie pulmonaire, dit Daremberg, les tuberculeux commencent leur maladie par la dernière période. Ils sont irrémédiablement condamnés (2) ».
Croire à la facile curabilité de la tuberculose, c'est se leur-
rer et s'exposer aux plus graves mécomptes professionnels.

(1) Arledetti. *Lectures sur la tuberculose*, 1907, p. 217.
(2) Daremberg. *La tuberculose pulmonaire*, 1905, p. 270.

« C'est affirmer à la légère la guérison d'un malade qui, dans certains cas, malgré tous les sacrifices consentis par la famille, malgré l'intelligence des soins de son médecin, finira par succomber dans les délais classiques (1). » Si les travaux de M. Wolff-Eisner sont confirmées, nous aurions dans l'ophtalmo-réaction et dans la cutiréaction pratiquées simultanément une méthode scientifique de pronostic de la tuberculose ; l'absence des deux réactions locales à la tuberculine aurait une signification des plus graves.

Quand vous aurez une opinion à émettre sur le pronostic, il ne faudra jamais dissimuler à la famille du malade l'étendue des sacrifices nécessaires pour obtenir un résultat, car, soyez persuadés que, même dans les cas les meilleurs, la tuberculose ne guérit, actuellement, qu'après deux ou trois ans de soins assidus, intelligents et dévoués.

Aussi, nous devons tout mettre en œuvre contre elle, utiliser tous les moyens, n'en exclure aucun, et ne pas nous priver de l'action psychique importante liée à l'emploi de la médication.

La lutte pratique contre la tuberculose pulmonaire est un bloc, qui doit réunir tous les efforts et tous les dévouements.

(1) Louis Rénon. Principes de phtisiothérapie, *Journal des Praticiens*, 20 avril 1907.

II

LA PSYCHOTHÉRAPIE, L'HYGIÈNE INDIVIDUELLE ET PROPHYLACTIQUE

La psychothérapie.

Nécessité du traitement moral. — L'état d'âme du jeune tuberculeux, du vieux tuberculeux, du tuberculeux qui va mourir.
L'égoïsme et l'optimisme du tuberculeux.
Qualités requises pour bien soigner un tuberculeux.
Doit-on dire à un malade qu'il est tuberculeux ?

L'hygiène individuelle.

Ses règles rigoureuses sont indispensables au succès de la cure.
La chambre des tuberculeux. — Les vêtements des tuberculeux. — La vie des tuberculeux. — Le repos physique et moral. — La cure d'air. — Les promenades et la marche. — Les soins de propreté. — Les sports. — Le tabac. — Les rapports sexuels. — La gymnastique respiratoire.

L'hygiène prophylactique.

Danger et stérilisation de la toux, des crachats, des garde-robes. — Désinfection des livres, de la vaisselle, du couvert, des linges, de la chambre.

Messieurs,

Je vais continuer aujourd'hui l'étude du traitement pratique de la tuberculose pulmonaire, et cette conférence portera sur la psychothérapie, l'hygiène individuelle et prophylactique des tuberculeux.

Cela peut vous paraître étrange de parler de psychothérapie dans la tuberculose, et cependant, rien ne me semble plus indispensable. On ne traite pas une tuberculose comme on traite une fièvre typhoïde, où l'état moral du malade disparaît complètement devant l'anéantissement physique. Veuillez, toutefois, ne pas penser un seul instant que la tuberculose est simplement justiciable de la médication morale, et que, pour guérir un bacillaire, il suffira de l'envoyer faire une cure d'isolement sous la direction du Pr Dejérine à Paris ou du Pr Dubois à Berne. Ce serait absurde d'émettre une telle prétention, bien que les tuberculeux soient souvent neurasthéniques ; mais leur neurasthénie est sous la dépendance directe de la bacillose primitive, et elle réclame, en plus du traitement moral, le traitement classique de la maladie.

Je vous ai montré, dans la dernière conférence, l'importance de la suggestion thérapeutique dans les nouveaux traitements de la tuberculose. C'est, vous disais-je, une force thérapeutique de premier ordre, dont on aurait tort de ne pas utiliser les extraordinaires ressources. Le médecin convaincu de la puissance de l'influence du moral sur le physique obtient des résultats là où d'autres ont échoué. Quand je parle de psychothérapie dans la tuberculose, je veux dire que le médecin ne doit pas borner son rôle à prescrire une médication et une hygiène sévères, mais qu'il doit pénétrer dans l'esprit et dans le cœur de son malade, qu'il doit étayer son traitement d'une dose de suggestion considérable, et qu'il doit être le confident affectueux des bons et des mauvais jours.

Aussi, est-il indispensable, au préalable, de connaître l'état d'âme des tuberculeux, d'approfondir pour ainsi dire les défauts de leur cuirasse, de savoir comment on peut gagner toute leur confiance. « C'est en étudiant de près le caractère de chaque malade, dit M. Barth, qu'un médecin digne de ce nom arrive à exercer sur eux cette incitation morale qui ne remplace ni la cure hygiénique, ni l'alimentation substantielle, ni même le tanin et l'arsenic, mais qui favorise et complète leur action (1). »

(1) BARTH. La psychothérapie dans le traitement de la tuberculose pulmonaire au début, *Journal des Praticiens,* 1903, p. 730.

Après avoir examiné ces divers points, nous aurons à discuter cette question importante : dans l'intérêt de la cure, doit-on dire à un malade qu'il est tuberculeux ?

Messieurs, l'*état d'âme* des tuberculeux a suscité de très nombreux travaux, parmi lesquels je vous citerai un mémoire de premier ordre, dû à M. Letulle, intitulé : *Essai sur la psychologie du phtisique,* paru dans les Archives générales de Médecine, en 1900. Puis, je vous signalerai des pages charmantes de Daremberg, où cet auteur, qui a suivi des quantités considérables de tuberculeux, raconte ce qu'il pense de leur état.

Messieurs, d'après ces auteurs, et d'après ce que j'ai vu personnellement, on doit considérer l'état d'âme du jeune tuberculeux, l'état d'âme du vieux tuberculeux et l'état d'âme du tuberculeux qui va mourir.

Le *jeune tuberculeux* est charmant à voir ; il est gai, plein d'illusions. Il croit à sa guérison prochaine, il en parle avec espérance, non sans une teinte d'égoïsme marqué, mais il suscite l'intérêt autour de lui. Il a des amitiés violentes et des amours heureuses, sans que la fidélité fût sa vertu maîtresse. « Il est, dit Daremberg, le Juif errant de l'affection et de l'amour. » Trois mois après avoir changé de résidence, il ne pensera plus à ceux qui l'ont aimé. J'ai vu de ces idylles sur la Riviera. Dans le charme des promenades par les après-midi ensoleillés, des promesses éternelles s'échangeaient, des liens se nouaient qui criaient l'espoir d'une vie heureuse après la guérison. Jamais on ne se quitterait. Quinze jours après le retour à Paris, quand l'isolement de la famille avait cessé, quand le jeune tuberculeux trouvait d'autres personnes s'intéressant à lui, il n'envoyait ni les télégrammes, ni les lettres qu'il avait promis. C'était l'oubli, et l'oubli définitif.

Le *vieux tuberculeux* n'a plus l'illusion du précédent. Il sent sa décadence, et il en a conscience. Ses tendances innées de caractère s'accentuent, surtout quand elles sont mauvaises ; il devient grognon, irascible, fuyant les consolations, se faisant fuir des consolateurs, car il fait le vide autour de lui. Le devoir, seul, le fait soigner par ses proches. Et cependant, au fond de lui-même, il espère toujours. Il est à la piste de tous les nouveaux traitements de la tuberculose. Il a tressailli au fond de son être, quand Behring, en 1905, est venu dire qu'il guérirait les tuberculeux dans un an. Il y croyait, car il avait eu deux enfants guéris par le sérum anti-diphtérique, et il avait foi en son auteur. Seulement, pourrait-il vivre jusque-là ? Il a ravivé toutes ses énergies éteintes et sa volonté de vivre l'a fait durer un an de plus. L'année écoulée, il n'a rien vu venir, qu'une nouvelle déception. Alors, sa déchéance s'est accentuée rapidement, et il attend sa fin, d'un jour à l'autre, dans le mépris général de l'humanité.

Le *tuberculeux qui va mourir* présente deux états d'âme différents. S'il se rend compte de sa situation, la fin est atroce, car la terreur est la note dominante, comme celle du vieux tuberculeux dont je viens de vous parler, et comme celle de cette pauvre petite phtisique de la salle Lorain qui, chaque matin me répétait qu'elle allait mourir. Son visage exprimait une terreur atroce, sentiment général du tuberculeux qui a perdu toute espérance. Mais généralement, le phtisique ne se rend pas compte de son état, il ignore la gravité de sa maladie et il ne redoute pas l'approche du dernier moment. Aussi se livre-t-il à une série d'espoirs, et beaucoup de ces malades meurent debout, en faisant des rêves d'avenir. « Vous viendrez me voir cet hiver, à Cannes », me disait un de mes malades quand je prenais congé de lui. J'étais au milieu de l'escalier, on me rappelle, il était mort. Beaucoup de tuberculeux qui vont mourir s'attachent à une affection avant de disparaître, et peu importe ce qu'elle est, ils ne se montrent pas difficiles ; elle les trompe, et, comme dit Daremberg, « la fin leur est si douce, si un peu d'amour peut leur permettre de mourir dans l'attendrissement. »

Tel est l'état d'âme général du tuberculeux. On peut en voir d'autres.

M. Henri Gimbert auteur d'une thèse très intéressante sur les psychonévroses chez les tuberculeux, signale d'au-tres états et montre bien que « l'état psychique du tuberculeux est toujours nettement conditionné par son état organique ». Ce n'est pas ici le moment de faire de la médecine mentale et je ne veux qu'ébaucher simplement cette intéressante question. Cependant, si on analyse de plus près les faits, on peut voir que les deux principaux traits de l'état psychique du tuberculeux sont l'égoïsme et l'optimisme.

M. Letulle a fait voir combien *l'égoïsme* du tuberculeux était féroce. Le phtisique ramène tout à lui ; il faut que tout converge vers sa guérison ; il épuisera les forces de tous les siens, sans tenir compte de leurs fatigues. Il les dé-rangera, il les fera promener d'un bout de la France à l'autre, pour qu'ils viennent le voir. Dans ce but, il videra leur bourse, sans s'inquiéter et sans s'enquérir d'où vient l'argent. Nous voyons tous les jours des malheureux tuberculeux venir seulement à l'hôpital quand ils n'ont plus le sou chez eux. Ils ont fait appel à toutes les ressources de leur famille pour essayer les différents traitements de la tuberculose, avant de se résoudre à nous demander conseil. Comme le dit M. Letulle : « Jouir de l'heure présente sans vouloir, un seul instant, en calculer les conséquences, sans songer à en connaître les

moyens, voilà la note dominante psychique du tuberculeux (1). » On comprend, dès lors, que le tuberculeux ne
se donne pas tout entier. Il ne se donne que pour ce qui
lui est agréable et pour ce dont il pense retirer profit. La
seule chose à laquelle il tienne, c'est à la vie. Le tuberculeux veut vivre à tout prix, et il cherche la vie dans la
splendeur de la nature et dans certains climats qui, quoi
qu'on dise et qu'on fasse, auront toujours un charme considérable pour lui. Il sera toujours séduit par la beauté du
climat méditerranéen ; sous l'influence du soleil et de la
lumière, il sentira ses énergies se réveiller, d'où parfois la
possibilité d'améliorations véritablement surprenantes.

Le tuberculeux égoïste se laisse aller facilement à l'*optimisme*. Certes ! tous les phtisiques ne sont pas optimistes.
Beaucoup ont en eux-mêmes un fond de résignation et
de tristesse qui fait peine à voir, mais combien peu il faut
pour leur donner des illusions et les ramener à l'eupho-
rie ! Il leur suffira de savoir que tout espoir n'est pas
perdu ; alors, de désespérés, ils deviendront optimistes
pour une période plus ou moins longue. Chez certains,
l'optimisme est né, pour ainsi dire, avec la maladie. Tous les
malades optimistes trouvent une explication naturelle aux
symptômes les plus fâcheux de leur tuberculose. S'ils sont

(1) LETULLE. Essai sur la psychologie du phtisique, *Archives gén. de médecine*, 1900, t. II, p. 258.

fatigués, cela tient, pour eux, aux dépressions baromé-
triques. S'ils ont la fièvre, c'est parce qu'ils ont trop mangé,
mais c'est une chose excellente, puisque la suralimentation
est une des conditions de la guérison. L'amaigrissement n'a
aucune importance ; il tient au changement de climat, il
faut s'y adapter. Jamais ils ne mettront ces mauvais symptômes sur le compte pur et simple de leur tuberculose.
Messieurs, les médecins eux-mêmes partagent cet optimisme et ne demandent qu'à être trompés. Voici deux
exemples, tirés de la thèse intéressante de Béraud (Lyon,
1902) et concernant des étudiants en médecine. « Un
médecin, disait l'un d'eux, a fait le diagnostic de la
tuberculose pour m'effrayer et me forcer à me soigner.
Je n'ai rien, je le sais, mais un homme averti en vaut
deux. » « Ce qui m'a le plus ennuyé, disait un autre, c'est
qu'on va dire chez moi que je suis devenu tuberculeux
en faisant la noce. » Messieurs, si les étudiants en médecine se laissent tromper, les médecins se laissent encore
bercer davantage d'illusions, et une tuberculose même
avancée devient facilement pour eux une légère atteinte
d'emphysème et d'asthme. Un de mes collègues, que j'ai
vu disparaître progressivement, mettait sur le compte
d'une sclérose arthritique du poumon l'essoufflement produit par deux énormes cavernes des sommets.

Vous le voyez, l'optimisme est une des notes dominantes de l'état d'âme des tuberculeux. C'est, comme la langue d'Ésope, la meilleure et la pire des choses. C'est une chose excellente, car elle donne souvent un ressort moral extraordinaire pour le traitement ; mais c'est aussi une chose mauvaise, parce qu'elle permet souvent au malade de ne demander conseil que lorsque les lésions sont déjà très avancées.

Connaissant bien l'état psychique du tuberculeux, le médecin pourra en tirer un large profit pour le traitement. Ce n'est pas, Messieurs, une sinécure que de soigner un tuberculeux. Il faut être toujours sur la brèche pour réparer une faute ou un oubli, et pour donner des conseils. Le *médecin des tuberculeux* doit être patient ; il doit être bon, dévoué ; il doit être ferme et parfois sévère ; il doit être le guide inlassable de tous les instants. Il doit enfin avoir le don de la persuasion. Le tuberculeux se raccroche à la vie par toutes ses moelles. Il veut vivre, vivre toujours. Il faut lui promettre sans cesse qu'il va guérir ; il faut le faire sans trop raisonner et sans trop invoquer la logique des choses et des faits. La persuasion du médecin, en matière de tuberculose, ne sera pas intellectuelle, mais bien pragmatique. Souvent même, la persuasion est insuffisante, et c'est à l'affirmation qu'il faut avoir recours. Le tuberculeux ne demande qu'à être trompé sur son état. Pourvu qu'on lui parle d'espoir, de guérison, peu importent les moyens que le médecin emploie, s'ils réussissent. « Lorsqu'on désire, dit La Bruyère, on se rend à discrétion à celui de qui l'on espère. » Cela est si vrai! Si le malade a confiance en son médecin, si celui-ci a foi dans sa thérapeutique, la lutte s'engage dans des conditions qui décident souvent de la victoire. Que de fois j'ai vu une simple consultation remonter un malade pour deux ou trois mois, et des malades venant demander trois ou quatre fois par an aide et confort au médecin dans lequel ils avaient confiance, s'améliorer d'une façon progressive !

En face de tout tuberculeux qu'il vient d'examiner et qui ignore son état, avant de discuter tout traitement, le médecin aura à résoudre tout d'abord une importante question. *Doit-il prévenir le malade qu'il est tuberculeux?* Doit-il le dire? Doit-on le dire?

Si le mal est au début, si la maladie est curable, il n'y a pas d'hésitation, il faut le dire, et c'est même un devoir impérieux de le dire. Sans doute, une telle révélation bouleversera l'existence de la famille et du malade ; mais c'est la seule planche de salut à offrir au tuberculeux, et il faut lui dire la vérité. L'optimisme interviendra pour corriger ce qu'il y a toujours de pénible dans la révélation de la tuberculose ; l'abattement moral ne durera pas longtemps, et l'optimisme du malade lui permettra de reprendre le dessus.

En voulez-vous un exemple? Il y a une dizaine d'années, un de mes malades, à la suite d'une vie de travail acharné et de grands plaisirs, devint tuberculeux. S'il continuait, sa vie était rapidement compromise. Je décidai de le prévenir, mais il ne me crut pas; il prétendit que je ne lui disais pas la vérité. Pour le convaincre, je fus obligé de lui montrer au microscope les bacilles provenant de ses crachats. Ce fut un effondrement. Pendant 36 heures, les lamentations et le désespoir ne cessèrent pas; mais, au bout de ce temps, le malade revint me voir en me disant: « Vous me rendez le plus grand des services. Sans vous, j'étais perdu. Je le sais, la tuberculose guérit très bien, et je veux guérir. » Le soir même, il partait pour la Suisse, laissant à Paris ses affaires et ses plaisirs. Quatre ans après, il était guéri.

Mais, Messieurs, si vous êtes en face d'une tuberculose à marche rapide, d'une tuberculose chronique, ulcéreuse, à la dernière période, si vous traitez une tuberculose diabétique, prévenir le malade de son affection serait une cruauté parfaitement inutile, puisque ces formes ne guérissent pas. Le médecin n'emploiera pas la sévérité dans le traitement; il sera faible et indulgent pour ces malades. A quoi bon les tourmenter? On peut même leur donner les satisfactions qu'ils désirent, encore qu'elles puissent apparaître dangereuses. Il y a quelques années, j'étais appelé dans le midi de la France auprès d'un tuberculeux à la dernière période et dont la fin paraissait imminente. Ce malheureux n'avait qu'un désir : rejoindre les plaines du Nord où s'était écoulée son enfance. Après une longue discussion, je résolus d'autoriser ce voyage. Il fut extrêmement pénible, le malade faillit succomber en chemin de fer, à l'approche de Paris. Mais, voyez le résultat. Alors que, d'après les pronostics les plus rationnels, nous ne donnions à ce malade que quelques jours de vie, il ne succomba que deux mois après le déplacement qu'il désirait ardemment.

Donc, quand vous serez sollicités d'accorder une satisfaction à ces malheureux, songez toujours à l'influence morale qu'elle peut avoir sur leur état. Vous obtiendrez souvent, de la satisfaction de leurs désirs, une augmentation de la durée de leur vie. Le seul devoir du médecin est de conduire ces malheureux au tombeau, sans qu'ils s'en aperçoivent, en masquant jusqu'au bout la vérité, en cachant sous des fleurs l'approche du dernier moment.

Manibus date lilia plenis,

selon la belle expression de Virgile.

*
* *

Quittons, Messieurs, ces hauteurs de la psychologie médicale pour descendre dans la pratique courante. Quand, après avoir examiné un malade, le médecin l'aura reconnu tuberculeux, il prendra la *direction* de son traitement et :l aura plusieurs points à discuter.

Le malade devra-t-il être soigné chez lui, ou dans un climat différent et meilleur, climat méditerranéen, climat marin, climat de plaine ou climat de montagne ?

Le malade devra-t-il s'alimenter davantage, ou s'alimenter différemment ?

Devra-t-il prendre telle ou telle médication ?

Quand ces questions seront résolues, — et dans les conférences ultérieures, nous verrons comment les résoudre, — le médecin aura à formuler des règles d'hygiène individuelle et prophylactique, toujours les mêmes, règles identiques, quels que soient le climat indiqué, l'alimentation et le traitement conseillés. Ces règles d'hygiène sont capitales dans le traitement de la tuberculose. Soyez persuadés que, sans elles, il n'est pas, à l'heure actuelle, de traitement possible de la bacillose. Le résultat de la cure dépend de leur application. Le médecin doit les imposer avec fermeté, dans une discipline bienveillante, sans doute, mais rigoureuse.

Ce sont ces règles d'hygiène que je vais vous exposer.

L'hygiène du tuberculeux comprend l'*hygiène indivi-duelle* et l'*hygiène prophylactique*.

L'*hygiène individuelle* doit s'occuper de détails très menus, mais très importants. Elle doit comprendre comment il faut organiser la chambre du tuberculeux, quels vêtements il doit porter et quelle vie il doit mener.

Il faut que la *chambre* du tuberculeux ait une bonne orientation, et il ne faut jamais mettre un tuberculeux dans une chambre exposée au Nord, sous peine des plus graves inconvénients. Il faut qu'elle soit ensoleillée, et l'orientation Sud est très bonne ; cependant, je crois l'orientation Sud-Sud-Ouest encore préférable, car elle donne lieu à une insolation plus prolongée. L'idéal serait d'avoir une chambre avec trois fenêtres, l'une à l'Est, l'autre au Midi et la troisième à l'Ouest. Ces conditions se rencontrent rarement dans la pratique. Il faut donner la préférence à une chambre à deux fenêtres, et, si une des fenêtres pouvait être exposée au Midi, et l'autre à l'Ouest, l'orientation serait excellente.

La chambre doit avoir soit un balcon, soit une galerie avancée sur laquelle on pourra pratiquer la cure d'air dont je vous parlerai dans un instant.

Comment peut-on faire l'aération de la chambre du tuberculeux ?

La chambre peut être ventilée par la cheminée, mais, en plus de la cheminée, il faut exiger une ventilation supplémentaire, par exemple une ouverture dans le haut de la fenêtre sous forme de vasistas. Ceci m'amène à discuter la question de l'ouverture de jour et de nuit de la chambre du tuberculeux. C'est là une mesure excellente, à la condition que le malade ne se refroidisse pas : aérer la chambre ne veut pas dire faire geler le tuberculeux. Il faut fermer soigneusement la fenêtre au moment où le malade se mettra dans son lit ; ensuite, on pourra ouvrir la fenêtre ou le vasistas, à la condition qu'il existe un certain degré de chaleur dans la chambre.

Quel degré de température doit comporter la chambre d'un tuberculeux ? Quatorze degrés me paraissent suffisants ; une température de 18° pourrait prédisposer le malade aux congestions et aux hémoptysies. Le meilleur chauffage est certainement le chauffage à la vapeur à basse pression ou le chauffage au bois dans la cheminée.

Comment éclairer la chambre ? L'éclairage électrique est de beaucoup préférable. A son défaut, recourez aux lampes à huile, mais n'utilisez pas le gaz qui chauffe l'atmosphère de la pièce, le vicie chimiquement et le dessèche beaucoup.

Comment meubler la chambre du tuberculeux ? Certains médecins recourent à l'installation monacale du sanatorium. Cette simplicité ne convient pas toujours à tous les malades. On peut laisser à la chambre un ameublement très sommaire, mais on peut garder les chaises, les fauteuils et la chaise-longue ; par contre, il faut proscrire les tapis fixes, les alcôves, les coins et recoins, les étoffes sur les murs et les rideaux au lit. Le lit sera garni d'une ou de plusieurs couvertures de laine, préférables aux édredons. Le lit sera découvert chaque jour, et aéré largement, pour que l'air pénètre bien entre les draps, les matelas et les traversins. Telle doit être la composition de la chambre du tuberculeux.

Quels *vêtements* doit-il porter ?

Le tuberculeux doit porter des vêtements qui protègent le corps contre la température extérieure. Pour cela, il faut choisir un vêtement perméable à l'air, qui permette d'interposer une couche d'air isolante entre le corps et l'air extérieur. Le vêtement de laine sera préféré au vêtement de coton, de lin ou de toile. Une question très discutée est celle de la flanelle. Doit-on faire porter de la flanelle aux tuberculeux ? Le port de la flanelle est excellent dans la marche, dans l'exercice, mais il est moins bon au repos. Il est préférable de vêtir la peau directemeut d'un gilet de laine à côtes ou perforé de trous pour que l'air puisse y circuler librement ; ce gilet doit avoir des manches. Il est nuisible de faire porter au malade des plastrons épais et des peaux de chat qui le rendent beaucoup plus fragile au froid que les vêtements dont je viens de parler. La chemise sera préférée en coton plutôt qu'en toile ; il faut proscrire les chemises raides, les cols qui serrent le cou comme dans un carcan et qui empêchent la respiration. Dans le même but, vous restreindrez, chez les femmes, l'usage du corset pendant la cure de la tuberculose. Voici maintenant quelques conseils pour l'habillement des hommes : les pantalons seront munis de bretelles et non de ceintures qui pourraient gêner la circulation ; les bas et les chaussettes seront en coton, l'été, et en laine, l'hiver. Le malade ne portera pas de jarretières, mais des jarretelles ; enfin, il aura une coiffure légère où l'air pourra pénétrer facilement. Ce sont là des petits points de détail, qui doivent compter dans la pratique.

J'aborde une question beaucoup plus importante encore, celle de la *vie* du tuberculeux.

Que le tuberculeux soit soigné dans un sanatorium ou dans une cure libre, le *repos* et la *cure d'air* lui sont indispensables. Le malade devra être soumis au repos moral et au repos physique.

Quand je parle de repos moral, il faut bien s'entendre. Je veux dire : pas de travail, pas d'affaires, pas de soucis pour le tuberculeux. Ce sont des conditions difficiles à réaliser, je le sais, et cependant, elles sont indispensables pour obtenir un résultat. Tout tuberculeux qui veut guérir, doit quitter le souci et le tracas des affaires et des occupations ; il doit abandonner tout travail, aussi bien le travail manuel que le travail intellectuel. J'ai pris aussi l'habitude de faire toujours séparer les mères de leurs enfants, qui sont pour elles des causes de tourment d'autant plus grand qu'ils sont plus jeunes.

Le tuberculeux doit, en un mot, passer sa vie comme s'il était en vacances complètes pour se reposer. Il devra aussi renoncer à toutes ses ambitions. Pas de concours pour un médecin ou un étudiant tuberculeux, pas de politique pour un bacillaire, c'est pour lui la pire des choses.

Au repos moral il faut associer le repos physique.

Le meilleur repos physique est certainement le repos dans la position horizontale qui comporte le relâchement complet de tous les muscles. Le repos doit s'effectuer soit au lit, soit sur une chaise-longue.

La *cure d'air,* cure de repos à l'air pur sera préférable, effectuée en dehors de la maison, dans la position couchée sans faire un mouvement. On l'installera dans un endroit abrité, et le malade restera étendu, soit roulé dans une couverture, soit glissé dans un sac de fourrure avec une boule d'eau chaude aux pieds.

Combien de temps doit durer la cure d'air? Quatre, cinq et six heures par jour en plusieurs fois. Pour que vous puissiez vous rendre compte de l'importance des détails de cette cure, je vais vous indiquer, avec l'autorisation de mon collègue M. Guinard, le règlement de vie du sanatorium populaire de Bligny, et nous verrons comment nous pourrons le modifier dans la pratique.

A Bligny, M. Guinard a établi une *règle* à laquelle peu de malades échappent :

7 heures, lever ;

7 heures et demie, premier déjeuner ;

8 heures, douche et promenade jusqu'à neuf heures ;

9 heures un quart à 10 heures, cure d'air et repos ;

10 heures et demie, deuxième déjeuner, promenade jusqu'à 11 heures et demie ;

11 heures et demie à midi et demi, cure d'air et de repos :

1 heure, dîner ;

2 heures à 4 heures, cure d'air et repos ;

4 heures, collation et promenade :

5 heures et demie à 6 heures et demie, cure d'air et repos ;

7 heures, souper ;

8 heures à 9 heures, cure d'air et repos ;

9 heures, coucher ;

9 heures et demie, extinction des lumières.

Si vous commentez ce règlement, vous voyez qu'il comporte cinq prises d'aliments par jour, un premier déjeuner, un deuxième déjeuner, un dîner, une collation et un souper. Il comprend un séjour au lit de 10 heures par jour ; une cure d'air et de repos de 6 heures en cinq fois, quatre fois une heure, et une fois 2 heures ; puis, 2 heures de promenade en deux fois.

Un tel système est difficilement applicable dans la cure libre, mais on peut faire état de ces données et les modifier dans la pratique courante. On peut augmenter le séjour au lit, faire rester le malade au lit pendant 12 heures, de 9 heures du soir à 9 heures du matin. On lui recommandera de ne pas lire au lit, de se reposer et d'éteindre la lumière. On pourrait conseiller cinq prises d'aliments, la première au lit, à huit heures ; la seconde, à 10 heures et demie, la troisième à midi ; la quatrième, à 4 heures, la cinquième, à 7 heures du soir. Pour la cure d'air et de repos, il faut distinguer, et savoir si le tuberculeux peut se promener ou s'il ne le peut pas. S'il peut se promener, on ferait une cure d'air et de repos, de 9 heures à 11 heures ; l'après-midi, de une à 2 heures, et de 4 à 6 heures.

Ces heures n'ont rien d'absolu et on pourra les varier suivant le climat ; par exemple, dans le climat méditerranéen, la cure d'air de 4 à 6 heures, serait défectueuse, en raison des précautions particulières à prendre au moment du coucher du soleil. Si le malade ne peut se promener, la cure d'air pourra se faire, le matin, de 9 heures à 11 heures et le soir, de une heure à 4 heures. La cure d'air peut encore se faire après dîner, selon le climat.

Les *promenades* sont utiles aux tuberculeux. Le matin, on peut effectuer une promenade de 11 heures et demie à midi, pour exciter l'appétit avant le déjeuner. On peut faire 1 heure et demie de promenade, le soir, de 2 heures à 3 heures et demie, ce qui fera 2 heures par jour de promenade.

Quelles sont les promenades autorisées ?

On peut permettre le transport en voiture, en ayant soin d'abriter le malade contre le vent. Dans la cure méditerranéenne, il est classique d'installer le tuberculeux en landau en le faisant mettre sur le siège de devant et en relevant la partie antérieure de la voiture pour éviter le courant d'air. On peut également autoriser les promenades en automobile, à la condition que la voiture soit fermée, ou que la vitesse soit extrêmement réduite, si la carrosserie est découverte. On a préconisé la cure d'automobile, pour les tuberculeux. Je ne suis pas de cet avis ; j'ai vu des résultats néfastes de cette pratique, se traduisant par des hémoptysies et des poussées fébriles, surtout si l'on avait permis au patient de conduire lui-même la voiture.

La meilleure promenade est incontestablement la marche ; c'est un excellent exercice qui développe l'appétit, mais il convient de le faire avec précaution, d'une façon progressive, d'abord pendant 20 minutes, puis pendant une heure, une heure et demie, etc. La marche doit être faite dans des endroits abrités du vent. Le tuberculeux doit se protéger contre l'insolation ; s'il est en plein soleil, le port d'une ombrelle sera indispensable. Il ne faut pas que la marche s'accompagne de fatigue, mais de bien-être. Enfin, on pourra, dans certains cas, effectuer la marche sur un terrain un peu en pente, et instituer ce que M. Mantoux a appelé la cure de terrain. Cette cure peut donner des résultats satisfaisants en développant le volume du cœur, mais il convient de la faire avec les plus grandes précautions, et en en dosant graduellement les effets.

Dans le cas de tuberculose fébrile, il faut absolument proscrire les promenades, imposer le repos complet au lit et non sur une chaise longue. J'ai vu, il y a quelques années, une malade que le Dr Roux, de l'Institut Pasteur, m'avait prié de suivre, et que nous avons maintenue au lit pendant 5 mois. Elle avait une température de 40°, qui tomba, sans aucun médicament, à 37°, tandis que le poids augmenta de 11 kilogrammes. Cette amélioration ne se maintint pas, par la suite, et la malade finit par succomber. Voyez, par cet exemple, ce que le repos est capable de faire à lui tout seul.

Messieurs, pour que la cure d'hygiène individuelle donne le maximum de résultats, il faut que le médecin traitant le tuberculeux dresse heure par heure le règlement de vie de son malade, et il importe que ce règlement soit scrupuleusement suivi. Si vous dites les choses à peu près, sans insister sur les détails, vous pourrez être assurés que le malade n'en fera rien. En phtisiothérapie, il n'y a pas de petits détails ; tout compte, et la plus petite chose a la plus grande importance.

Le tuberculeux doit prendre des *soins de propreté* minutieux, des soins de son corps, des soins de sa bouche très particuliers en raison de la contamination buccale qu'il est possible d'exercer. Le tuberculeux doit-il prendre des bains ? La question a été discutée. Quand ils dépassent 35°, les bains élèvent la température du tuberculeux ; en faisant prendre le bain à 34°, et en ne dépassant pas cette température, on peut faire prendre un bain de propreté de 10 minutes au tuberculeux, et même répéter tous les quatre à cinq jours. Doit-on doucher ces malades ? C'est encore une question très discutée, et sur laquelle les avis sont très partagés. Daremberg ne voulait pas qu'on douchât les tuberculeux. M. Turban, à Davos, M. Guinard, à Bligny, réservent la douche aux bons cas, au bout d'un traitement d'un mois et demi ou deux mois. On donne alors une douche en éventail de 10 à 20 secondes, à la température de 28°, parfois en passant de 28° à 12°. La douche sera suivie d'une friction énergique au gant de crin, puis d'une promenade immédiate pour favoriser la réaction. Une fois par jour, le matin ou le soir, on peut faire frictionner les malades avec de l'alcool à 90°, avec de l'alcool de lavande ou de l'essence de térébenthine, en frottant très légèrement. Après la friction humide, faites pratiquer une friction sèche avec une flanelle ou une serviette rude.

Bien entendu, le tuberculeux doit *s'abstenir de tout sport* ; cela lui serait funeste. Pas de cheval, pas de bicyclette, pas de conduite d'automobile, pas de tennis pour le tuberculeux. Les jeux d'argent sont également préjudiciables à ces malades, en raison des émotions qu'ils provoquent. J'ai vu des hémoptysies et de la fièvre suivre une partie de poker, de roulette ou de trente et quarante. Les parties de bridge ne sont autorisées que chez les tuberculeux apyrétiques et chez les malades peu nerveux. Il ne peut non plus être question de voyage, en dehors des voyages en mer dont je vous parlerai ultérieurement, et qui peuvent avoir un heureux effet. Dans les longs voyages et les grands déplacements imposés pour la cure d'air, il y a de grandes précautions à prendre, et il me paraît indispensable que les malades soient couchés ; ne les autorisez que sous cette condition.

Le tuberculeux peut-il *fumer*? Messieurs, vous savez que je suis convaincu de l'action nocive générale du tabac, et je crois que cette action funeste est même plus sensible dans la tuberculose. Il détermine souvent une laryngite, une pharyngite, une trachéite, et il prédispose aux hémoptysies. Aussi, je défends toujours le tabac aux tuberculeux.

Une question importante et très délicate, que les littérateurs ont rendue brûlante, est celle des *rapports sexuels* des tuberculeux. On a un peu exagéré l'érotisme des tuberculeux ; sans doute, il existe, mais tous ne sont pas les embrasés qu'on a voulu dire. Cependant, comme vous serez fréquemment consultés à ce sujet, que devez-vous répondre? Pour les femmes, l'abstention complète s'impose, en raison des risques de grossesse, car vous verrez ultérieurement la marche terrible de la tuberculose chez les femmes enceintes. Pour l'homme, c'est différent. On admet toutefois que le coït élève la température de un degré et provoque parfois des hémoptysies. Vous ne pourrez donner de conseils que d'après l'expérience de chaque cas particulier. Daremberg disait que le coït était moins dangereux entre 9 heures du matin et midi, les tuberculeux ayant moins de tendance à la température et aux hémoptysies dans la matinée que dans la soirée.

Doit-on faire faire aux tuberculeux de la *gymnastique*

respiratoire ? C'est là une question qui a été très discutée, à la suite des travaux de M. Rosenthal. Cette gymnastique doit être pratiquée « avec la plus extrême prudence, dit M. Lagarde (*Thèse de Paris*, 1904). Certains malades se montrent absolument intolérants ». Faites toujours respirer vos malades par le nez et non par la bouche.

Enfin, je vous donnerai un dernier conseil. Faites prendre la température rectale de vos malades matin et soir, et faites-les peser tous les huit jours, en inscrivant soigneusement le poids de chaque semaine.

Telle est, Messieurs, dans ses grandes lignes, l'hygiène individuelle du tuberculeux. Mais le tuberculeux est, comme vous le savez, une fabrique incessante de bacilles virulents. Il peut contagionner ses semblables, ses proches et ceux qui le soignent. Quelles sont les précautions d'*hygiène prophylactique* à prendre pour stériliser ces produits, pour faire ce que j'ai appelé, dans mes leçons sur les *Maladies populaires*, la *stérilisation humanitaire* de la tuberculose ? C'est ce que je vais vous exposer.

Considérez d'abord que tout tuberculeux qui tousse, crache et va à la garde-robe, répand des bacilles autour de lui.

En partant de ce principe, on peut voir comment il est possible de tarir ces diverses sources de produits virulents.

Dans la toux du tuberculeux, il y a projection de parcelles liquides qui se répandent en poussières humides autour de lui, et qui peuvent aller jusqu'à 80 centimètres et un mètre de distance. Si ces poussières humides tombent sur les lèvres d'une personne, elles peuvent être respirées avec l'air et dégluties. Si cette personne est prédisposée à la tuberculose, cela suffit pour l'exposer à la *contagion,* surtout si le fait se répète souvent, car l'accord a été fait, au dernier Congrès de médecine, entre les partisans de l'inhalation et ceux de l'ingestion, dans la genèse de la bacillose.

Les crachats sont une cause fréquente de contagion. Le crachat fourmille de bacilles, et, s'il est recueilli sur des linges, des mouchoirs, des serviettes, il souille ces divers objets. S'il se dessèche, les bacilles secs peuvent se répandre dans l'air de la maison et les poussières de la rue, et contagionner les passants. Le danger devient plus grand, si le malade prend l'habitude détestable de cracher par terre. Notez aussi la fréquence de la tuberculose chez les blanchisseurs qui manient ces linges souillés, fréquence mise en lumière par M. le doyen Landouzy.

Dans les garde-robes, les crachats déglutis par les malades rendent les fèces virulentes et dangereuses, et c'est là une source de contagion qui n'est pas à négliger.

Comment donc faire pour stériliser toutes ces sécrétions et les rendre inoffensives ? Il faut recevoir les crachats dans un récipient spécial et les détruire. Il faut qu'en toussant, le tuberculeux ne puisse pas projeter autour de lui les poussières humides virulentes qui viennent de la salive. Il faut que les garde-robes soient stérilisées. Voyons comment il est possible d'effectuer ces divers moyens de prophylaxie dans la pratique.

Où doit *cracher* le tuberculeux ? Dans un crachoir, crachoir fixe ou crachoir de poche. L'usage du crachoir de poche est excellent. Un bon crachoir de poche, hermétiquement clos, est une chose utile, indispensable même pour le tuberculeux. C'est un moyen pratique de disséminer peu la contagion. Cependant, si le malade est au lit, on peut le faire cracher dans un vase ; mais ce vase ne doit jamais être sec, il doit être rempli au tiers d'un liquide antiseptique, par exemple d'une solution suivante de sublimé :

Sublimé.	2 grammes
Acide tartrique.	6 —.
Eau distillée.	1 litre

Il faut recouvrir le vase contenant les crachats avec un couvercle, pour que les mouches ne puissent pas se promener sur ses bords et porter des bacilles sur les aliments ou dans la chambre.

Que faire chaque jour de ces récipients, vases ou cra choirs de poche ? Doit-on les jeter tels quels dans les water-closets ? Je ne le conseille pas, parce que des parcelles de crachats peuvent sécher sur les bords de la cuvette et devenir une cause de contagion. Ces déjections peuvent d'ailleurs infecter les égouts. Aussi, importe-t-il de stériliser les crachats avant de les évacuer. Vous pouvez les faire bouillir pendant 10 minutes dans une casserole contenant la solution suivante :

Crésyline.	10 grammes
Carbonate de soude.	10 —
Savon noir.	5 —
Eau.	1 litre

Si vous ne pouvez pas vous livrer à une pareille cuisine, vous pouvez mettre en contact pendant 12 heures, à froid, les crachats avec la solution suivante :

Carbonate de soude.	200 grammes
Eau.	1 litre

Vous pouvez encore utiliser pendant le même temps, comme le recommande M. Vincent, la lessive de soude à 10 pour 1 000.

Les crachats sont alors suffisamment stérilisés pour que

vous puissiez les jeter où vous voudrez, sans crainte de contamination.

On peut aussi brûler les crachats du tuberculeux. Il suffit de verser le contenu du crachoir dans une boîte contenant de la sciure de bois et de porter le tout dans un four ou dans un foyer quelconque. M. Barth conseille de faire cracher les tuberculeux dans des serviettes de papier de 10 centimètres carrés ; elles remplaceraient le crachoir et le mouchoir. Ces serviettes seraient mises, chaque fois qu'elles auraient servi, dans une boîte en fer blanc. A la fin de la journée, on brûlerait toutes ces serviettes dans la boîte, et il suffirait de flamber les parois de la boîte pour désinfecter les parcelles contagieuses encore adhérentes à celles-ci.

Que faire pour stériliser les *garde-robes* du tuberculeux ? Si le malade va à la selle dans les water-closets, il est préférable de jeter un peu de solution de soude dans la cuvette, avant de laisser les matières tomber dans la fosse d'aisances ou dans le tout à l'égout. S'il va à la selle dans sa chambre, dans un vase ou dans un bassin, il faut mettre les matières en contact avec la solution de soude avant de les jeter ; c'est là un devoir impérieux.

Que faire contre la *toux* du tuberculeux, contre le tuberculeux qui tousse et qui peut projeter des parcelles virulentes autour de lui ? Il faut d'abord discipliner cette toux, ne laisser tousser le malade que lorsqu'il a des mucosités à expulser, puis, quand il tousse, l'obliger à mettre devant sa bouche un petit morceau de ouate hydrophile qui sera ensuite désinfecté dans une solution de soude ou brûlé.

Le tuberculeux ne doit pas mouiller ses doigts avec la salive pour tourner les pages d'un *livre,* car il peut en contaminer les feuillets, et il existe un très grand nombre de malades contagionnés de cette manière dans les archives et dans les bibliothèques.

Il faut encore prendre des précautions contre la *vaisselle* et le *couvert* du tuberculeux. Les fourchettes, les cuillers, les verres, les assiettes ne doivent jamais être remis sur la table avant d'avoir été désinfectés. Pour cela, il suffit de les tremper dans la solution de soude dont je vous parlais et de les faire bouillir pendant 5 minutes. La serviette du tuberculeux ne sera pas roulée et placée dans un rond, mais pliée et incluse dans une petite enveloppe en toile qu'on désinfectera avec le linge. Les *linges* du tuberculeux ne doivent jamais être mis en contact avec le linge de la famille ; il faut les mettre dans un sac, et, au bout de quelques jours, on les fait bouillir dans une lessiveuse avec de la soude, avant de les donner au blanchisseur.

On devra proscrire le *balayage à sec* dans la chambre

du tuberculeux ; seul, le balayage humide doit s'effectuer avec des chiffons qu'on désinfectera dans la suite. On pourchassera soigneusement la poussière dans toute la chambre. Enfin, il sera utile de la faire *désinfecter* à date fixe, tous les 6 mois par exemple. On pourra employer les procédés au formol, dont quelques-uns sont excellents ; on pratiquera le lavage humide de toutes les parties capables d'être lavées, avec la solution de sublimé dont je vous parlais tout à l'heure. On désinfectera de préférence à l'étuve, la literie et les matelas tous les cinq ou six mois.

Telle est, Messieurs, la stérilisation humanitaire pratique de la tuberculose, base de la prophylaxie, pour ceux qui approchent le tuberculeux. Il faut imposer cette hygiène, dans l'intérêt de la famille et de la société, car un tuberculeux qui se soumet à ces diverses opérations, n'est plus dangereux pour les siens, et on n'aura plus aucune crainte de le soigner. J'ai montré, dans mes leçons sur les *Maladies populaires*, la peur irraisonnée que le public a des tuberculeux, peur qui a transformé la lutte contre la tuberculose en des mesures non pas pour le tuberculeux, mais bien *contre* lui. Le tuberculeux est exclu de partout, comme un paria : « Nous voyons déjà, et nous verrons rapidement, disais-je, le tuberculeux chassé de partout, comme un objet d'épouvante ; nous verrons le tuberculeux sans travail, sans pain, sans gîte, sans asile, versé à la misère noire, au mépris, forcé peut-être d'agiter des « cliquettes » ou des « tartavelles » comme le lépreux du moyen âge, pour faire le vide devant lui(1). » Il faut réagir contre cette crainte de la contagion. Le tuberculeux, qui prend les précautions que je viens de vous indiquer n'est pas dangereux, et on peut le soigner sans redouter la contamination.

Voilà, Messieurs, les précautions d'hygiène individuelle et prophylactique auxquelles doivent être soumis les tuberculeux. Elles sont indispensables au succès de la cure. Sans elles, vous n'obtiendrez aucun résultat. C'est pourquoi je vous supplie de vous montrer sévères dans leur application.

(1) Louis Rénon. *Les maladies populaires,* 2ᵉ édition, 1907, p. 488.

III

LA DIÉTÉTIQUE

Les méfaits de la suralimentation.

La suralimentation transforme souvent une tuberculose curable en une tuberculose incurable.

La réaction contre la suralimentation et la zomothérapie.

Les besoins nutritifs du tuberculeux.

L'équilibre nutritif à l'état normal.

L'équilibre nutritif du tuberculeux. — Les recherches de M. Laufer sur l'alimentation rationnelle du tuberculeux. — Le sucre chez les tuberculeux.

Les expériences de MM. Lannelongue, Achard et Gaillard sur les animaux; importance de l'alimentation végétale azotée.

La déminéralisation des tuberculeux. — Recherches du Pr Albert Robin sur la déminéralisation du poumon.

La physique alimentaire.

La diététique pratique des tuberculeux.

Les menus de M. Guinard au Sanatorium populaire de Bligny.

Les aliments et les boissons profitables aux tuberculeux.

Le régime de M. Malibran. — Médication de la dyspepsie et de l'anorexie des tuberculeux.

Importance de la gastronomie dans la diététique.

Messieurs,

Je vais vous parler aujourd'hui de l'alimentation du tuberculeux, de sa diététique.

La diététique du tuberculeux est chose difficile. Le médecin doit la posséder à fond, car elle est aussi indispensable que l'hygiène. Il faut bien la connaître, pour ne pas s'exposer à donner des conseils funestes aux malades, comme cela arrive trop souvent dans la pratique de la suralimentation.

Nous passerons d'abord en revue les méfaits de la suralimentation. Puis, nous examinerons les besoins nutritifs du tuberculeux. Nous verrons ensuite comment on peut les réaliser dans la pratique courante, au moyen de l'alimentation supplémentaire raisonnée.

Examinons la *suralimentation et ses méfaits*.

Si l'on recherche comment sont nourris les tuberculeux à l'heure actuelle, on voit, dans les trois quarts des cas, les malades soumis à la suralimentation. Dans un quart des cas, les médecins, au courant de la réaction qui se produit depuis quelques années, ont modifié leur manière de procéder, et alimentent moins copieusement leurs bacillaires.

Voulez-vous un exemple de suralimentation ? J'ai vu un tuberculeux à la dernière période prendre chaque jour :

Deux litres de lait,

Douze œufs,

Quatre cents grammes de viande crue,

Deux cents grammes de jus de viande,

Deux tranches de jambon,

Deux à trois sardines,

Cent grammes d'huile de foie de morue,

Trois cents grammes de bouillon,

Une purée de pomme de terre,

Du café, du chocolat et un petit verre d'anisette.

Voilà ce que j'ai vu donner à un tuberculeux dans une seule journée. Ce régime, représentant à peu près 5 000 à 6 000 calories, était à répartir un peu comme on pouvait, et le malheureux malade était obligé, sans trêve ni répit, à prendre quelque chose toutes les demi-heures. Et, malgré cela, il n'engraissait pas, il diminuait de poids !

J'ai vu traiter d'une manière aussi extravagante des tuberculeux à la deuxième et à la première période. Au début, sous l'influence de cette alimentation hypertrophique, ils se boursoufflaient, prenaient du poids rapidement, deux, trois. quatre, cinq kilogrammes en un mois, mais ils restaient pâles, flasques, facilement oppressés. Il n'y avait aucun parallèle entre leur apparence d'amélioration, leur obésité et l'état de leurs poumons. Bien au contraire, les lésions augmentaient. Un jour, une indigestion s'est produite. Le malade, bourré d'aliments graisseux, gavé de viandes, s'est mis à vomir. Il a eu de la diarrhée, de la fièvre, des douleurs stomacales ou intestinales. En 15 jours, il a perdu tout le bénéfice de plusieurs mois de traitement. Les signes physiques se sont accentués rapidement, et la suralimentation a transformé un tuberculeux curable en un tuberculeux incurable. Cela n'a rien d'extraordinaire. On a imposé à un malade un régime alimentaire qu'un homme bien portant ne supporterait pas. Le malheureux doit guérir de sa tuberculose, de son hypernutrition et de son intoxication alimentaire.

Aussi une *réaction* a-t-elle commencé à se produire, depuis quelques années, contre la suralimentation du tuberculeux. Des phtisiothérapeutes, comme MM. Sabourin, Guiter, Malibran ont réagi contre elle. Des physiologistes, comme M. Laufer, en ont montré les méfaits. De tous côtés, on a critiqué les abus de la zomothérapie, qui, depuis 1899 et 1900, avait pris la première place dans le traitement de la tuberculose.

Vous savez ce qu'est la *zomothérapie*. En 1899 et 1900, MM. Richet et Héricourt, reprenant expérimentalement les recherches cliniques anciennes de Fuster (de Montpellier) par la viande crue, se livrent à des essais thérapeutiques extrêmement intéressants sur des chiens. Ils inoculent des chiens avec des cultures de tuberculose ; alors que les témoins succombent en quatre à cinq semaines, les animaux traités par la viande crue survivent 3oo jours ; quelques-uns même ont résisté de un an à deux ans et demi. Des chiens, nourris pendant 3o jours à la viande crue, puis infectés de tuberculose, résistent de longs mois, quand ils sont remis à l'alimentation ordinaire. Enfin, des chiens tuberculeux depuis longtemps et très cachectiques reprennent de la force et de l'embonpoint, s'ils sont nourris à la viande crue. Ces résultats indiscutables, que j'ai pu constater par moi-même, M. Richet m'ayant fait les honneurs de son laboratoire, suscitèrent un grand enthousiasme dans le monde médical. Malheureusement, on ne peut conclure du chien à l'homme, et M. Vergely fit remarquer, en 1900, qu'il existe un écart important entre la clinique et l'expérimentation. L'usage de la viande crue m'a paru d'autant moins bon que le tuberculeux est plus âgé. « La viande crue, disait M. Malibran au Congrès de climatothérapie de Nice (1904), m'a semblé comme à Sabourin, l'objet d'un tel abus et la cause de tels accidents, que je lui ai résolument attribué un rôle secondaire dans la ration du tuberculeux. » M. Guiter est du même avis. J'émettais une opinion semblable dans mes leçons sur les *Maladies populaires* (2ᵉ édit., 1907), faisant remarquer que les expériences faites sur le chien, carnivore, ne sauraient s'appliquer dans tous les cas à l'homme, omnivore, et que la viande crue était bien tolérée chez les gens jeunes, à système artériel et rénal en bon état. « Mais, chez les personnes d'un certain âge, chez celles dont le rein est adultéré par une atteinte parenchymateuse ou interstitielle antérieure, la zomothérapie n'aboutit souvent qu'à la dyspepsie et parfois à un petit état urémique, témoin de l'intoxication rénale. » Au dernier Congrès de climatothérapie (Cannes, 1907), M. Pascault est allé plus loin encore, et a proposé la suppression complète de la viande de l'alimentation du tuberculeux, ne l'utilisant que comme un simple condiment. Au même Congrès, M. Arthur Bourcart a rapporté des accidents urémiques consécutifs à l'usage de la viande crue, et j'ai cité le cas d'un confrère de 55 ans qui succomba à l'urémie, après une zomothérapie intensive instituée pour venir à bout d'une phtisie fibreuse.

Messieurs, on ne connaîtra jamais tous les méfaits de la suralimentation, méfaits pris souvent pour un ou plusieurs des symptômes de la tuberculose. A son actif, on peut mettre des troubles gastro-intestinaux avec dyspepsie, les vomissements, la diarrhée, l'entéro-colite ; des troubles hépatiques avec la congestion hypertrophique, la cirrhose dyspeptique et graisseuse ; des troubles rénaux avec la néphrite aiguë et chronique aboutissant à l'urémie ; des troubles pulmonaires, avec la congestion bronchique, les hémoptysies par suite d'hypertension artérielle ; enfin l'arthritisme par suralimentation.

Tous ces inconvénients de la suralimentation trouvent une explication physiologique dans les travaux de M. Laufer. L'utilisation des aliments n'est pas indéfinie. Il existe une limite au delà de laquelle l'organisme est saturé. C'est la loi de la « limite nutritive », énoncée par M. Laufer (*Revue de la tuberculose,* 1906). Cette limite se manifeste pour les graisses, les sucres et les aliments azotés. Au-dessus d'elle, le malade ne profite plus ; il maigrit même. De faibles doses de graisse font engraisser ; de grandes doses de graisse font maigrir. La suralimentation est donc une mauvaise chose, au point de vue pratique comme au point de vue théorique.

*
* *

Examinons maintenant les *besoins nutritifs du tuberculeux,* après avoir jeté un coup d'œil sur le bilan nutritif de l'homme normal.

A l'*état normal,* l'équilibre nutritif est réalisé quand le poids de l'individu demeure invariable, quand l'équilibre azoté et l'équilibre carboné sont constitués. Pour maintenir cet équilibre nutritif, il faut faire absorber à un homme de poids moyen, ne travaillant pas, mais se livrant à un exercice modéré, de 2 200 à 2 700 calories par jour. Si l'homme travaille manuellement, le nombre des calories indispensables monte de 3 000 à 4 000. Pour M. Laufer, il faut de 36 à 39 calories par kilogramme de poids, si le malade marche un peu, et de 30 à 35 calories, si le malade reste couché. Ces calories peuvent, en raison du principe de l'isodynamie, être empruntées aux hydrates de carbone, aux graisses, aux substances protéiques, aux albuminoïdes qu'on peut remplacer les uns par les autres. Mais l'homme ne peut pas consommer uniquement des graisses, des hydrates de carbone et des substances protéiques. Un régime convenable doit comprendre, selon les physiologistes, 100 grammes de matières protéiques, 55 grammes de graisse, 450 grammes d'hydro-carbones, plus de l'eau, des substances minérales, des phosphates et des chlorures.

Chez le *tuberculeux,* le bilan nutritif est tout autre que chez l'homme normal. Il a été étudié par M. Laufer dans une série de notes successives. « Il faut environ 45 calories par kilogramme, non seulement pour arriver à l'équilibre azoté, mais encore pour épargner une certaine quantité d'azote (1). » Un tuberculeux a besoin d'un tiers en plus de la ration ordinaire pour couvrir ses besoins. Il lui faut, par jour, 2 700 calories environ pour 60 kilogrammes de poids corporel, tandis que des régimes de suralimentation donnent jusqu'à 4 000, 5 000 et 6 000 calories. Le chiffre de 45 calories par kilogramme est une moyenne. Chez certains malades, il faut moins; 40 calories, 35 calories et même 30 calories ont suffi pour faire engraisser un tuberculeux de 3 850 grammes en 45 jours et de 4 100 grammes en 70 jours ; ces malades utilisent mieux la ration alimentaire que les autres. Parfois, il faut un nombre de calories plus élevé, mais jamais un nombre excessif; car, si on dépasse 45 calories par kilogramme, des troubles éclatent. Si on donne plus de 80 à 100 grammes de graisse par jour, on trouve dans les fèces des graisses non absorbées, les malades présentent des signes de gastro-entérite, et ils perdent l'appétit pour les autres aliments, Il ne faut pas dépasser 300 grammes de matières albuminoïdes ; sinon, cette alimentation n'est plus supportée et détermine des troubles digestifs et une perte de l'appétit. J'en dirai autant des hydrates de carbone,

(1) LAUFER. L'alimentation rationnolle du tuberculeux, *Revue de la tuberculose*, février et avril 1904.

dont la quantité ne doit pas dépasser 350 à 400 grammes.

Telle doit être la ration normale du tuberculeux, ce que M. Laufer appelle l'*alimentation rationnelle* du tuberculeux, ce que j'appelais, depuis quelques années, l'*alimentation supplémentaire raisonnée*. La clinique était, sur cette question, arrivée aux mêmes résultats que l'expérimentation.

M. Laufer propose aussi d'utiliser le *sucre* dans l'alimentation des tuberculeux, car il trouve que le sucre a une action d'épargne de l'azote plus marquée que les graisses, une action plus marquée qu'elles sur le poids et sur les forces, et une action sur l'élimination des phosphates en la diminuant. En ajoutant à la ration alimentaire ordinaire, 6 à 10 morceaux de sucre par jour, soit 60 à 90 grammes de sucre, M. Laufer obtient une augmentation de poids de 20 à 100 grammes par jour. Il conclut sa très intéressante étude, en disant : « La qualité des aliments est au moins aussi importante à considérer, dans l'alimentation des tuberculeux, que la quantité, et au point de vue quantitatif, il ne faut accepter ni une alimentation trop prédominante ou exclusive, ni la suralimentation systématique et forcée (1). »

(1) LAUFER. Suralimentation et alimentation rationnelle des tuberculeux, *Gazette des hôpitaux*, 18 décembre 1906.

L'expérimentation sur l'animal donne-t-elle des résultats dont on puisse tenir compte dans la pratique pour l'alimentation des tuberculeux?

Oui, Messieurs, des expériences récentes faites par MM. Lannelongue, Achard et Gaillard, rapportées le 11 novembre 1907 à l'*Académie des Sciences,* fixent des points intéressants de cette question.

MM. Lannelongue, Achard et Gaillard prennent 60 cobayes mâles, pesant 800 grammes chacun en moyenne, et les répartissent en 3 lots de 20 cobayes. Ces animaux sont tous soumis pendant 11 jours à l'alimentation uniforme suivante : 40 grammes de pommes de terre et 10 grammes de pois par cobaye. Puis on ajoute à la ration ordinaire une ration supplémentaire de 9 grammes de beurre pour le premier lot de 20 cobayes, de 20 grammes de sucre pour le deuxième lot de 20 cobayes, et 20 grammes de gluten pour le troisième lot de 20 cobayes. Chacun des cobayes est donc alimenté, en plus de la ration ordinaire, par des substances qui comprennent des graisses, des hydrates de carbone et des matières azotées, le tout répondant à peu près à 145 calories par cobaye.

On s'assure que les animaux supportent bien leur alimentation et qu'ils n'en éprouvent que des variations de poids insignifiantes. Puis, on les inocule tous, le même jour, dans la plèvre droite, avec un tiers de centimètre cube de la même émulsion de bacilles tuberculeux.

Que sont devenus ces trois lots de cobayes ?

Le premier lot, soumis au régime du beurre, a disparu au bout de 40 jours ; le second lot, mis au régime du sucre, disparaît au bout de 87 jours ; le troisième lot, mis au régime du gluten, ne disparaît qu'au bout de 371 jours. Ceci vous montre, en partant du cobaye, l'influence de l'alimentation azotée végétale sur la tuberculose, car le gluten se compose, d'après M. A. Gautier, de gluten-caséine, véritable caséine végétale, insolubles dans l'alcool, de gluten-fibrine, de gliadine et de mucédine, solubles dans l'alcool.

Notez la mauvaise influence des graisses sur l'alimentation expérimentale du tuberculeux, influence que M. Laufer avait fait connaître dans ses expériences sur l'homme.

Avant d'entrer dans la pratique de l'alimentation des tuberculeux, je dois encore vous faire une remarque. On parle beaucoup de donner aux tuberculeux des aliments nutritifs. On demande de les donner sous un petit volume pour ne pas fatiguer leur estomac et troubler les fonctions digestives. Volontiers, on irait presque jusqu'à faire absorber à ces malades le maximum de calories, en allant jusqu'au bout de l'isodynamie alimentaire et même jusqu'à la fameuse pilule de Berthelot, supprimant les élaborations chimiques digestives. Ce serait une erreur absolue, car, en plus des calories, il faut tenir compte dans l'alimentation du tuberculeux de deux choses importantes, de la déminéralisation de l'organisme malade, et de la physique alimentaire.

Examinons la *déminéralisation* à l'état normal et chez les tuberculeux, A l'état normal, l'homme perd des sels minéraux. En 24 heures, cette perte, d'après M. Armand Gautier, serait de 25^{gr},9 de matières salines. Elles se décomposent ainsi : 7^{gr},4 de chlore, 3^{gr},05 d'anhydride phosphorique, 3 grammes d'anhydride sulfurique, 0^{gr},26 d'anhydride silicique, 2^{gr},88 d'oxyde de potassium, 5^{gr},60 d'oxyde de sodium, 0^{gr},85 d'oxyde de calcium, 0^{gr},56 d'oxyde de magnésium, et 0^{gr},004 de peroxyde de fer.

Quels sels perdent les tuberculeux ? Le Pr Albert Robin a montré, en 1895, que, chez les tuberculeux, le coefficient de déminéralisation, c'est-à-dire le rapport entre le résidu inorganique et le résidu total de l'urine, était extrêmement élevé. Alors qu'à l'étal normal, le coefficient de déminéralisation est de 30 pour 100, il s'élève à 37, 27 pour 100 dans la tuberculose à la première période, à 31,46 pour 100, à la seconde période, et à 29, 64 pour 100 à la troisième période, où le tuberculeux a perdu tout ce qu'il pouvait perdre.

Le Pr Albert Robin a examiné la composition chimique de tous les organes des tuberculeux, aussi bien celle des organes sains que celles des organes tuberculeux et il a surtout insisté sur le *poumon*. Ses résultats sont extrêmement intéressants (1). On trouve d'abord une déminéralisation absolue du poumon. Puis l'azote, indicateur des processus destructifs du poumon, est beaucoup plus considérable que l'azote de constitution. Enfin, on trouve dans le poumon des matières ternaires, des corps gras, des acides organiques, sous forme de sels, et une substance analogue à la chitine et à la kératine, trouvée par Ruppel dans les bacilles tuberculeux. Si l'on examine individuellement les principes minéraux du poumon tuberculeux, on voit qu'il existe des phénomènes curieux de perte et de gain, comme ceux que mon maître, le Pr Bar, a mis en lumière dans l'organisme de la femme enceinte et du fœtus. On voit que, dans le poumon tuberculeux, les parties demeurées saines s'enrichissent en acide phosphorique, en chaux, en magnésie et en potasse. Elle s'appauvrissent en chlore et en soude. Le poumon tuberculeux tend à retenir la plus

____

(1) ALBERT ROBIN. Composition chimique et minéralisation du poumon chez l'individu sain et chez le phtisique, *Soc. d'études scientif. sur la tuberulose,* février 1907.

grande partie du fer ; mais il perd une notable proportion de la silice, sans possibilité de la retenir. Le Pr Albert Robin pense que la rétention de certaines substances comme la chaux, le fer, etc., est une réaction de défense, comme la calcification du tubercule ; aussi l'organisme fait-il le maximum d'efforts pour les conserver. En tout cas, ces constatations donnent des résultats applicables à la thérapeutique et à l'alimentation. Il y a intérêt à donner des carbonates, des phosphates de chaux et de magnésie ainsi que du fer, de la silice et des silicates dans l'alimentation des tuberculeux.

Mais ce n'est pas tout, il faut encore tenir compte de la *physique alimentaire* dans la diététique du phtisique. M. Léon Vincent (de Lyon), a bien montré que le travail digestif commence et se poursuit, grâce aux propriétés excito-motrices de l'aliment. Celles-ci tiennent plus à son état physique qu'à la composition chimique. Il faut tenir compte de la masse des aliments et de leur densité. En clinique, on voit des variations très grandes d'un individu à l'autre. Au point de vue physiologique, certains individus se nourrissent avec peu d'aliments, et d'autres, avec beaucoup plus, en raison des besoins particuliers d'excitation des glandes digestives. C'est là un point à retenir dans l'alimentation des tuberculeux, et dont nous reparlerons tout à l'heure.

*
* *

Messieurs, toutes les considérations précédentes sur les méfaits de la suralimentation, sur les besoins nutritifs des tuberculeux, étaient indispensables à connaître pour nous permettre d'examiner la *diététique pratique* du tuberculeux.

Nous avons vu que le tuberculeux a besoin, pour son équilibre azoté, d'un tiers en plus de la ration ordinaire ; nous avons vu que, pour son équilibre minéral, il a besoin d'un supplément de fer, de silice, de carbonates et de phosphates de chaux et de magnésie.

Comment établir cette alimentation supplémentaire raisonnée ?

On peut l'établir de deux manières, soit *en augmentant la quantité des aliments ordinaires,* soit *en suppléant à la quantité par la qualité.*

Quel est le système préférable ? Il sont bons tous les deux. Si le tube digestif fonctionne bien, si l'appétit est conservé, il suffira d'augmenter la quantité en faisant prendre cinq prises d'aliments, au lieu de trois par jour, et de donner n'importe quels aliments, en les variant. Voulez-vous des exemples tirés de la pratique de M. Guinard, au Sanatorium populaire de Bligny ?

Voici les *menus* d'hiver et d'été, avec lesquels le Dr Guinard guérit ses malades.

MENU DU 29 OCTOBRE 1907.

Premier déjeuner.
Café au lait.
Petit pain.

Deuxième déjeuner.
Lait.
Brie.

Dîner.
Croûtons dorés.
Flageolets sautés.
Aloyau sauce génevoise.
Choux-fleurs frits.
Salade.

Collation.
Café ou thé au lait.
Pain et beurre.

Souper.
Potage Condé.
Riz au jus.
Noix de veau velouté.
Purée d'oseille.
Compote de pommes.

MENU DU 2 NOVEMBRE 1907.

Premier déjeuner.
Café au lait.
Petit pain.

Deuxième déjeuner.
Lait.
Camembert.

Dîner.
Consommé.
Bouchées à la reine.
Pommes au lait.
Grillades sauce Périgueux.
Fruits.

Collation.
Café ou thé au lait.
Pain et beurre.

Souper.
Soupe à l'oignon.
Oseille aux œufs.
Biftecks fines herbes.
Macaroni au gratin.
Marmelade.

MENU DU 22 JUILLET 1907.

Premier déjeuner.
Café au lait.
Petit pain.

Deuxième déjeuner.
Lait.
Camembert.

Dîner.
Consommé.
Viande froide.
Flageolets sautés.
Blanquette de veau.

Gelée de groseilles.

Collation.
Café ou thé au lait.
Pain et beurre.

Souper.
Potage Chantilly.
Purée de pois.
Biftecks panés.
Carottes Vichy.
Fromage à la crème.

Menu du 28 juillet 1907.

Premier déjeuner.
Café au lait.
Petit pain.

Deuxième déjeuner.
Lait.
Brie.

Dîner.
Potage pâtes d'Italie.
Bœuf nature.
Petits pois sautés.
Gigot rôti.
Salade.
Fruits.

Collation.
Café ou thé au lait.
Pain et beurre.

Souper.
Potage semoule.

Jambon.
Purée de haricots.
Selle de veau braisée.
Gâteaux secs.

Messieurs, si je vous ai cité ces menus, c'est pour vous montrer combien M. Guinard varie l'alimentation de ses malades. Il n'a pas recours, vous le voyez, à des aliments extraordinaires ; il emploie ceux que nous utilisons tous les jours sur notre table, mais il en augmente la quantité. Chez les tuberculeux dont le tube digestif fonctionne bien, vous pourrez vous inspirer de cette manière de faire, en variant les aliments.

Si le tude digestif fonctionne lentement, si le malade a moins d'appétit, on peut recourir à une *qualité différente* des aliments et diminuer le nombre des repas à quatre, en utilisant les substances que nous allons passer en revue, aliments gras, aliments azotés, hydrates de carbone, aliments vecteurs de sels minéraux.

Quels *aliments* allons-nous conseiller ?

L'huile de foie de morue, préparation excellente quand elle est tolérée, peut être donnée à la dose de 4 à 5 cuillerées à soupe par jour, sans aller au delà. Si le malade a une répugnance invincible pour elle, cessez-la de suite. Donnez la préférence aux huiles ambrées ou blanches, plutôt qu'aux huiles brunes, essayant de vous assurer de la pûreté du produit, car il n'y en a pas de plus falsifié que celui-ci. Vous pouvez employer la viande crue, mais en quantité très modérée, à la dose de 5o, 1oo et 15o grammes par jour, dose maxima que je ne vous conseille pas de dépasser. La viande ne doit pas être choisie indifféremment ; le bœuf est à rejeter, à cause de la possibilité d'infection par le ténia ; il faut prendre de la viande de cheval ou de mouton, de préférence le gigot ou le carré. Vous ferez subir ensuite trois manipulations à cette viande : le raclage au couteau, la trituration en la pilant dans un mortier et la filtration à travers un tamis fin. Vous faites prendre la viande crue roulée en boulettes dans du bouillon tiède ou froid, dans des confitures d'orange, ou en la mélangeant à de la purée de pommes de terre, de pois ou de lentilles.

Voici, Messieurs, deux formules tirées de l'ouvrage excellent de M. Martinet sur les *Aliments usuels* (1907, p. 99), qui peuvent servir à masquer le goût de la viande crue, la conserve de Damas et la marmelade de viande.

Conserve de Damas.

Filet de bœuf pulpé.	60 grammes
Sel marin.	1 —
Gelée de fruits.	5oo —

(A manger à la cuillère.)

Marmelade de viande.

Viande crue râpée..	100 grammes
Sucre pulvérisé..	5o —
Vin de Bagnols	5o —
Teinture de cannelle.	3 —

(A manger à la cuillère.)

Vous pourrez avoir recours dans l'alimentation du tuberculeux au maigre de jambon, aux volailles, au pigeon, au poulet, à la dinde, à la pintade, à la viande de veau, sauf à l'époque des grandes chaleurs, au bœuf, au mouton, aux poissons, surtout aux poissons maigres à chair fine comme la sole, le merlan, le brochet, la limande et le colin, excellent poisson, très nutritif et peu coûteux. Vous pouvez employer les huîtres pourvu qu'elles soient d'une provenance sûre et qu'elles ne courent pas le risque de donner la fièvre typhoïde.

On peut recourir aux œufs, œufs de poule dont on ne donnera pas plus de six par jour, et aux œufs et à la laitance de certains poissons, comme ceux du hareng qui ne sont pas toxiques.

Le lait est un bon aliment pour les tuberculeux, à la condition qu'il n'existe pas de lésions de l'intestin, auquel cas, comme dans presque toutes les entérites, le lait est en général mal supporté. Il est aussi des tuberculeux qui ne tolèrent pas le lait pur et total et auxquels il faut donner le lait écrémé par centrifugation, souvent mieux toléré que le lait gras. Le lait d'ânesse et le lait de chèvre peuvent être aussi utilisés avec profit. Faut-il faire bouillir le lait ? Si l'on n'est pas sûr du lait employé, il faut le faire bouillir ; si l'on en est sûr, il vaut mieux éviter l'ébullition qui a le grand inconvénient de tuer les ferments du lait et de le rendre beaucoup moins digestible. Le lait idéal serait le lait vivant et stérile, pris sur une vache ayant subi l'épreuve de la tuberculine et recueilli d'une façon aseptique, avec les précautions rigoureuses qui servent à la prise du sérum des animaux dans les laboratoires. Quelques instituts lactogènes adoptent cette manière de faire, et il faut souhaiter leur développement et leur extension. On peut faire usage du lait fermenté, du Kéfir, n° 2, du lait caillé.

Les légumes ont une grande importance dans l'alimentation du tuberculeux. Vous pouvez utiliser les céréales, l'avoine, l'orge, le blé diversement préparés dans des potages, des décoctions variées.

Voici la recette d'une décoction de céréales due à M. Martinet, qui s'inspire des idées de M. Springer sur l'utilité alimentaire de ces substances.

Prenez une cuillerée à soupe de froment, d'avoine, d'orge, de seigle, de maïs et de son, faites-les torréfier, puis vous les ferez moudre dans un moulin à café ordinaire. Ajoutez ensuite un litre d'eau, faites bouillir pendant 2 heures, jusqu'à réduction de moitié, passez, ajoutez la quantité d'eau suffisante pour faire un litre.

Vous avez une décoction bonne au goût que vous pourrez faire prendre dans les 24 heures.

Vous pourrez employer le riz qui rend de très grands services quand il est bien préparé, et quand les grains restent bien séparés les uns des autres, après la cuisson. Vous donnerez les pâtes alimentaires avec œufs ou sans œufs, selon la méthode de M. Combe, de Lausanne ; vous pourrez recourir aux nouilles, au macaroni, au vermicelle, aux pâtes d'Italie, à la semoule, au tapioca, aux divers gnioquis.

Les légumineuses peuvent rendre de grands services dans l'alimentatation des tuberculeux. Utilisez les pois, les haricots blancs et rouges, les lentilles, les semences de fénugrec qui, à la dose de 10 et 15 grammes, cuites dans 300 à 400 grammes de lait, forment une excellente préparation un peu mucilagineuse, très nutritive et très digestive.

Vous pouvez employer les légumes verts, les oignons, les carottes, les navets, le cresson, les choux de Bruxelles, les choux verts et rouges, les salades cuites. Vous pouvez donner les pommes de terre sous toutes les formes, les aliments gélatineux très nutritifs, d'après le Pr Albert Robin, les gelées de fruits. la tête de veau, les pieds de mouton, les bouillons de jarret de veau.

Dans le dessert, donnez très peu de gâteaux, évitez les tartes à la crème et les Saint-Honoré qui peuvent être toxiques, en raison des altérations si fréquentes du blanc d'œuf.

Les fromages, comme vous l'ont montré les menus de M. Guinard, peuvent et même doivent entrer dans l'alimentation des tuberculeux. Parmi les divers fromages, il faudra donner la préférence aux fromages frais, au Brie, au Camembert et au fromage de Gruyère ; le Gorgonzola et le Rocquefort ne sauraient être conseillés avec profit.

Parmi les fruits, on peut donner les prunes de Reine-Claude, les pommes, les pêches, les dattes, les figues, les bananes, le raisin ; les autres fruits comme les poires, seront servis cuits, de préférence, réduits en marmelade.

Peut-on donner des glaces aux tuberculeux ? Elles ne sont pas contre-indiquées, à la condition qu'elles ne soient pas trop froides, qu'elles soient faites avec des produits naturels, et non pas avec des essences toxiques.

Quelle *boisson* doit prendre le tuberculeux ? Le vin rouge serait excellent, en raison du tanin qu'il renferme ; malheureusement, il est mal supporté par les estomacs dyspeptiques. Si le vin rouge, coupé d'eau légère, comme l'eau d'Evian ou l'eau d'Alet, n'est pas toléré, donnez un peu de vin blanc, ou de l'eau coupée d'un peu de bière, d'extrait de Malt de préférence. Si cette dernière boisson n'est pas tolérée, recourez aux eaux minérales un peu ferrugineuses comme Pougues, Bussang et Coudes qui peuvent rendre des services. Vous pouvez aussi faire prendre aux tuberculeux ces jus de raisin frais stérilisés, très à la mode aujourd'hui, et qui peuvent avoir une action laxative contre la constipation que vous devez éviter à tout prix.

Quelques précautions sont à recommander dans l'alimentation des tuberculeux. Il ne faut pas trop laisser boire les malades au moment des repas, pour ne pas diluer à l'excès leur suc gastrique. Si le malade est fébrile, il faudra restreindre l'alimentation du soir, et veiller à ce qu'elle ne soit pas excitante. Recommandez à vos tuberculeux de bien mastiquer et de bien insaliver les aliments, de manger lentement. C'est là un conseil utile, en raison de l'action mécanique et réflexe de la mastication qui amène la sécrétion d'une quantité abondante de salive. « Un individu qui mastique insuffisamment ses aliments, dit M. Martinet, est toujours un dyspeptique. » Il faudra faire grande attention à la mastication et prendre aussi grand soin des dents de vos malades.

Tenez compte, Messieurs, dans l'alimentation, des besoins particuliers en *sels* des tuberculeux, sels que vous trouverez dans les végétaux suivants :

Les pommes de terre sont riches en fer, en chaux, en magnésie, en soufre. Les pois sont riches en fer, en chaux, en magnésie. Les lentilles sont riches en fer et en silice. Les épinards sont riches en fer. Les choux, surtout les feuilles vertes, sont riches en fer et en chaux. Les haricots blancs et les haricots rouges sont riches en fer. Les fèves sont riches en silice. Les cerises sont riches en fer et en soufre.

Songez que toutes les légumineuses sont riches en matières albuminoïdes, car elles en contiennent plus de 20 pour 100, et usez-en largement dans la diététique des tuberculeux.

M. Malibran qui a réagi l'un des premiers contre les excès de la suralimentation, conseille, au cas de conservation de l'appétit, sans dyspepsie, le *régime* suivant(1) :

Premier déjeuner : huile de foie de morue, si elle est tolérée, deux œufs entiers ou deux jaunes d'œufs, soupe farineuse au lait, pain, beurre, lait au miel.

Déjeuner principal: deux œufs, sous n'importe quelle forme, une forte portion de riz, macaroni, lentilles, fèves, maïs, etc., un seul plat de viande quelconque, varié comme

(1) MALIBRAN. L'alimentation dans la tuberculose pulmonaire, *Presse médicale*, 23 janvier 1907.

préparation, viande crue ou gelée de viande, une notable portion de fromage. (Il est indispensable que le plat de farineux précède le plat de viande.) Comme boisson : eau pure, eau et vin, bière ou lait, suivant les cas.

Goûter : répétition du premier déjeuner, moins l'huile de foie de morue et les œufs.

Dîner : répétition variée du déjeuner principal.

Vous voyez que M. Malibran recommande très peu d'œufs dans l'alimentation et je suis tout à fait de cet avis, partageant aussi l'opinion du Pr Albert Robin sur la dose maxima de six œufs par jour.

Si le malade est *dyspeptique,* il faut réduire la ration alimentaire et aider aux fonctions digestives par l'emploi des *ferments.*

Essayez d'abord la pepsine et la pancréatine, d'après la formule suivante :

Pancréatine.	⎫	ââ o^gr,3o
Pepsine.	⎭	
Poudre de Colombo.		o 25
Carbonate de chaux.		o 4o

Pour un cachet.

Vous ferez prendre un de ces cachets avant chaque repas.

Vous pouvez aussi avoir recours à la trypsine prise en

cachet de 5o centigrammes à chaque repas ; c'est un médicament actif, mais assez coûteux.

Si les substances précédentes ne donnent pas de résultat suffisant, adressez-vous alors aux préparations de pepsine vivante, comme la gastérine, la dyspeptine, la gastrozymase, utilisant le suc gastrique du porc et celui du chien. Dans certains cas, l'opothérapie biliaire, sous la forme de cachets de 1o centigrammes de poudre de fiel de bœuf, donnés matin et soir, a une action heureuse sur les fonctions digestives du tuberculeux.

Quelques auteurs conseillent l'acide chlorhydrique, et font prendre après chaque repas, une cuillerée à café de la solution suivante :

```
Acide chlorhydrique pur.. . . . . . . .    2 grammes
Eau distillée. . . . . . . . . . . . .   15o    —
```

D'autres auteurs, comme M. Ferrier, condamnent cette pratique. M. Ferrier attache la plus grande importance à l'alimentation des tuberculeux. Il ne veut pas d'acides dans leur régime, ni vinaigre, ni citron, ni orange, ni aucun acide, et il lutte contre la formation des acides gras de la fermentation stomacale, en proscrivant l'huile de foie de morue et les aliments graisseux, et en les neutralisant par le bicarbonate de chaux. M. Ferrier dit d'une façon très juste que le tuberculeux ne doit pas augmenter de poids trop rapidement et que l'effet du régime alimentaire se voit mieux sur le poumon que sur la balance.

Avec toutes ces précautions, le tuberculeux doit s'alimenter sans incident et augmenter régulièrement de poids. De temps en temps, vous ferez faire un examen complet de l'urine et peser régulièrement vos malades. Vous comparerez le poids du malade et le taux d'élimination d'urée ; vous pourrez ainsi vous rendre compte de l'état de son bilan nutritif.

Souvent les tuberculeux ne sont pas des dyspeptiques, mais des *anorexiques*. Ils n'ont pas faim, ils n'ont pas d'appétit. Que convient-il de faire ?

Il faut d'abord les faire marcher un peu si la chose est possible. L'exercice, même très modéré, donne souvent de l'appétit au malade. Si ce moyen est insuffisant, vous pouvez avoir recours à quelques préparations apéritives, aux amers, par exemple, à 3 ou 4 gouttes amères de Beaumé à chaque repas, ou à 15 gouttes à parties égales de teinture de badiane, de gentiane et de colombo.

M. Letulle a réussi à diminuer l'anorexie des tuberculeux par l'application de corps froids sur l'estomac. Cette crymothérapie peut rendre des services ; on emploie soit un sac de glace posé sur la région gastrique, soit de la neige carbonique, capable de produire un refroidissement de —80°. Bien entendu, il faut protéger la peau du malade contre cette grande réfrigération. Pour ma part, j'ai vu chez quelques malades un sac de glace, appliqué une demi-heure avant le repas, sur la région gastrique, provoquer une sensation de faim tout à fait particulière.

Voilà, Messieurs, ce que je désirais vous dire de la diététique pratique des tuberculeux. Mais quand vous aurez utilisé ces principes, quand vous aurez alimenté vos malades avec discernement, avec choix, selon leurs capacités digestives, votre rôle ne sera pas terminé. Vous devrez encore vous faire cuisiniers. Certes, je ne vous conseillerai pas de tenir la queue de la poêle, mais vous devrez dire ce qu'il convient de mettre dedans.

La *gastronomie* est importante à connaître, et comme le dit Ali-Bab, elle n'est « pas appréciée à sa valeur, en raison des préjugés qui font considérer les connaissances humaines comme appartenant à un ordre d'autant plus élevé qu'elles sont moins utiles (1). » Feuilletez avec vos malades les livres de cuisine. Dépistez ensemble les secrets des petits pois à la crème et aux carottes, de la truite saumonée braisée, du poulet à l'étoile, des bouchées aux huîtres, des tartes de riz à la citrouille, etc. (2). Combinez les

(1) ALI-BAB. *Gastronomie pratique,* 1907, p. 1.

(2) Consultez à ce sujet la *Gastronomie pratique* d'Ali-Bab (1907), l'*Alimentation et la cuisine rationnelles dans le monde* du D⁰ Montounis (1907) et la *Table du végétarien* (1905).

menus avec les malheureux tuberculeux, en les variant le plus possible. Vous leur communiquerez une puissance apéritive supérieure à celle produite par bien des drogues. Vous viendrez souvent à bout d'anorexies rebelles.

Faites l'expérience. Un jour où vous n'aurez pas faim, parcourez lentement un bon traité de gastronomie, et, une demi-heure après, vous vous mettrez à table avec un réel appétit.

Action psychique et menus détails, voilà le secret de beaucoup de résultats heureux de la phtisiothérapie, et c'est pourquoi vous m'excuserez, j'en suis sûr, d'être tombé aujourd'hui de la pathologie générale dans le pot-au-feu.

IV

LA MÉDICATION GÉNÉRALE ET SYMPTOMATIQUE

Importance de la médication dans la tuberculose, pourvu qu'elle soit inoffensive.

Son action réelle et son action psychique.

Les moyens à utiliser dans la médication générale.

L'arsenic, l'arséniate de soude, la liqueur de Fowler, le cacodylate de soude, l'arrhénal, l'atoxyl. — La créosote, le gaïacol, le thiocol. — L'urée et l'acide urique. — Le tanin et le tannigène. — Les phosphates, les glycéro-phosphates, l'acide anhydro-oxyméthylène diphosphorique. — La lécithine. — Les sels de chaux. — L'huile camphrée. — Les injections d'eau de mer. — Le fer, les eaux minérales ferrugineuses, l'eau ferrée, le protoxalate de fer. — Les ferments oxydants et les oxydases, les vanadates, la plasmothérapie et l'hémoplase.

La médication de M. Ferrier ; la recalcification des tuberculeux.

L'opothérapie, la surrénale et l'adrénaline, l'hypophyse, la moelle osseuse, les extraits de foie, la paratoxine.— L'opothérapie associée.

La révulsion et les tentatives chirurgicales.

La médication pratique des tuberculeux.

La méthode des médications analogues successives. — Les périodes

de traitement basal et de traitement opothérapique associé. —
Schéma d'un cycle de ces médications.

La médication symptomatique.

Médications contre la toux, les sueurs, la diarrhée, les hémoptysies,
la fièvre.

Messieurs,

Je vais continuer aujourd'hui le traitement pratique de
la tuberculose pulmonaire en vous parlant de la médication générale et symptomatique des tuberculeux.

Je me suis assez longuement expliqué sur ce qu'on doit
réclamer d'une médication antituberculeuse et sur les illusions thérapeutiques dans la tuberculose, pour avoir le
droit de parler aujourd'hui en toute liberté et en toute
indépendance de la médication des tuberculeux.

J'estime que la médication est indispensable dans la
tuberculose. Elle a une action générale indiscutable, et
elle a une action psychique véritablement énorme ; mais
il est une condition qu'elle doit réaliser avant tout, *elle
doit être inoffensive.*

Une médication peut être nocive pour deux raisons. La
première, parce qu'elle utilise des substances manifestement toxiques. En voulez-vous un exemple. Il y a une

dizaine d'années, on a voulu diminuer la sudation des
malheureux phtisiques, en s'adressant à l'acétate de thal-
lium. Ce médicament diminuait bien les sueurs des tuberculeux, mais il était nocif pour tout le système pileux, et
faisait tomber tous les poils. Les tuberculeux ne suaient
plus, mais ils n'avaient plus ni poil, ni cheveux, résultat
déplorable et d'un effet esthétique désastreux. La deuxième
condition de la nocivité d'une médication, c'est l'assem-
blage de corps dont les actions combinées les unes sur les
autres sont inconnues, et par conséquent redoutables. Une
telle médication, en plus de ses effets généraux nuisibles
sur l'organisme, provoque souvent la gastrite médicamenteuse. C'est là le danger des longues ordonnances,
faites avec des préparations composées de 6 à 10 substances
mélangées ensemble dans une potion. Ceci, Messieurs,
ce n'est plus de la médecine, c'est de la cuisine et de la
très mauvaise cuisine, c'est de la salade médicamenteuse,
de la bouillabaisse thérapeutique, selon l'expression pitto-
resque de M. Huchard.

Il existe encore un autre danger, celui des hautes doses
de médicaments, contre lesquelles je m'élève constam-
ment depuis quelques années. « Il semble que l'évolution
scientifique actuelle nous rapproche de la vieille expérience de Raulin appliquée à la médecine, et que, comme
pour l'aspergillus niger, des traces de substances miné-

rales empêchent ou provoquent telle ou telle action (1). »

Une médication dans la tuberculose ne peut se comprendre que si elle évite soigneusement ces divers écueils ; elle doit être simple et inoffensive.

Je vais vous indiquer les *substances* que vous pouvez utiliser *en toute sécurité* dans la tuberculose, du moins, d'après mon expérience personnelle. Nous verrons ensuite, comment on peut en sérier l'emploi, et je terminerai par la médication symptomatique à opposer à la toux, à la fièvre, à la diarrhée, aux hémoptysies et aux sueurs.

Examinons d'abord la *médication générale.*

Il existe un certain nombre de médicaments, dont l'action *tonique* générale est indiscutable dans la tuberculose. Parmi ceux-ci, je vous citerai l'arsenic, les préparations créosotées, l'urée, le tanin, les produits phosphorés.

Parlons de l'*arsenic,* un des meilleurs éléments de la médication des tuberculeux. C'est un élément d'épargne, et je n'ai pas besoin d'insister sur son action. Le Pr Albert Robin a fait remarquer que l'arsenic retarde la désassimilation des matières minérales des tissus. On peut employer l'arsenic sous la forme d'arséniate ou de prépa-

(1) Louis Rénon. Des indications thérapeutiques, *Journal des Praticiens,* 3 août 1907.

rations similaires, de cacodylates, d'arrhénal et d'atoxyl.

L'arséniate de soude peut être employé à très petites doses, d'après une formule familière que vous me voyez utiliser souvent.

> Arséniate de soude. . . . . $0^{gr},05$
> Eau distillée. 300
> Prendre une cuillerée à soupe de cette solution matin et soir.

Si le malade a une toux sèche et répétée, on peut ajouter un ou deux grammes de teinture de lobélie à cette solution. Cette préparation arsenicale ne vous donnera jamais le moindre ennui ; elle est très bien tolérée, et vous n'aurez à craindre ni diarrhée, ni néphrite, ni pigmentation arsenicale. Je vous la recommande vivement. Vous pouvez employer les granules de Dioscoride, dont chacun représente un milligramme d'acide arsénieux porphyrisé, et dont on donne de trois à six par jour. On peut utiliser la Liqueur de Fowler soluté d'arsénite de potasse ; on la donne à doses d'abord progressives, puis stationnaires, et enfin digressives. On commence par 4 gouttes par jour, on monte pendant cinq à six jours jusqu'à 12 ou 14 gouttes, on s'y maintient pendant 4 jours, puis on redescend en cinq ou six jours à 4 gouttes par jour. On laisse une période de repos de quelques jours, et on recommence le même cycle.

Il existe d'autres préparations arsenicales, les cacodylates et l'arrhénal.

Le *cacodylate de soude* peut s'employer par la voie gastrique, par la voie rectale ou par la voie sous-cutanée ; toutes mes préférences vont à la voie sous-cutanée. On fait préparer des ampoules contenant chacune 5 centigrammes de cacodylate pour un centimètre cube d'eau stérilisée, et on injecte sous la peau une de ces ampoules, chaque fois. Faut-il faire les injections tous les jours ou tous les deux jours ? Une injection tous les deux jours, me semble suffisante, et je fais injecter huit ampoules en 16 jours. Faire une injection tous les jours peut bien donner un coup de fouet au malade, mais quelquefois cela en donne aussi à la maladie. J'ai vu des injections trop répétées être suivies d'hémoptysies et de poussées congestives, après avoir donné au malade une excitation factice. Voilà pourquoi je vous demande d'être très prudents dans l'administration de ce médicament.

J'en dirai autant de l'*arrhénal* qui ne me paraît pas supérieur au cacodylate.

L'*atoxyl* peut être employé à titre de médication d'appoint, dans la tuberculose. On peut faire usage des cachets suivants :

Atoxyl cristallisé français. . . . .   0^{gr},05
Sucre de lait.   0   30
Pour un cachet.

Faire prendre un de ces cachets par jour pendant 20 jours.

On peut utiliser une solution d'atoxyl, comme la suivante :

> Atoxyl français cristallisé. . . . .   1 gramme
> Eau distillée.   300   —
>
> Prendre une cuillerée à soupe par jour, ou 3 cuillerées à café.

On peut avoir recours aux injections sous-cutanées d'atoxyl. On peut, sans inconvénient, injecter tous les deux jours sous la peau une des ampoules suivantes :

> Atoxyl français cristallisé. . . . . $0^{gr},10$
> Sérum physiologique stérilisé. . . . . 1^{cc}

La solution doit être stérilisée à froid, par passage sur bougie filtrante, comme le recommande M. Louis Martin, et non pas être stérilisée par chauffage.

Après huit à dix injections, vous arrêterez 15 à 20 jours, avant de recommencer.

J'ai fait aussi, avec cette préparation, des injections dans les veines. Elles ont été inoffensives, mais ne m'ont pas semblé avoir plus d'action que les autres modes d'administration de l'atoxyl.

Telle est la manière d'utiliser les préparations arsenicales dans la tuberculose. Elles sont d'un emploi pour ainsi dire constant et journalier ; il faut trouver au malade une dose d'entretien qui suffise à stimuler ses fonctions et à le faire engraisser, mais sans dépasser le but.

Pendant de longues années, la *créosote* a été vantée comme le spécifique de la tuberculose. On a donné la créosote dans tous les cas, quels qu'ils fussent. Pour beaucoup de médecins, la tuberculose pulmonaire équivalait à l'emploi de la médication créosotée. C'était une erreur, car la créosote a de gros défauts. Donnée par la voie stomacale, elle détériore très rapidement l'estomac et même l'intestin du tuberculeux. Puis, prescrite d'une façon systématique, elle transforme des tuberculoses normales en tuberculoses éréthiques, donnant parfois un coup de fouet marqué à la maladie, déterminant des hémoptysies. Pour ma part, j'ai vu des tuberculeux, dont deux de mes confrères, atteints de lésions curables, victimes de cette médication. J'ai la conviction, — et je ne suis pas seul à la partager, — que la créosote donnée *par principe*, à tous les phtisiques, est un médicament nocif. Dans certains cas, elle peut rendre des services, si le tuberculeux n'est pas un congestif. Vous pouvez la prescrire dans les formes torpides, où elle détermine un peu d'excitation utile au malade, et dans les grandes suppurations pulmonaires, qu'elle peut contribuer à sécher. Je vous demande de l'utiliser aux petites doses, d'un ou deux grammes en lavements, où elle sera bien tolérée.

A la place de la créosote, il existe des succédanés comme le *gaïacol* synthétique, le *thiocol.* A la dose de 1 gramme par jour, cette préparation est bien supportée dans les formes torpides. J'utilise souvent des doses de 50 centigrammes à 75 centigrammes de thiocol, données par cachets de 25 centigrammes chaque.

A côté de la créosote, et agissant d'une façon différente, je vous signalerai l'*urée,* employée d'abord par Harper, en 1901, et qui a une action assez efficace sur toutes les formes de tuberculose, à la condition que les reins ne soient pas lésés. On peut utiliser l'urée soit en injections sous-cutanées, soit par la voie gastrique, en cachets de 75 centigrammes, et en faisant prendre deux à trois de ces cachets par jour. L'*acide urique,* et l'urate de soude, à la dose de 30 à 40 centigrammes, ont une certaine action sans inconvénients sur l'organisme, avantage appréciable dans le traitement de la tuberculose.

Je ne pourrai pas en dire autant du *tanin,* excellente préparation au point de vue théorique, mais mal supportée dans la pratique. On l'a employé sous différentes formes, on le donne en cachets, d'après la formule suivante :

Tanin. . . . . $0^{gr},20$
Phosphate tribasique de chaux.   0   40

Pour un cachet. — A prendre 5 cachets par jour.

On donne aussi le tanin sous forme de vieux vin de Bordeaux, riche en tanin, sous forme de vins et de sirops iodo-tanniqnes, mais il n'est pas toujours bien supporté par l'estomac ; le tanin provoque parfois, en raison de son action astringente, des crampes gastriques et intestinales, très douloureuses. Aussi ai-je renoncé à son emploi, et je lui préfère le *tannigène* qui ne met en liberté le tanin que dans l'intestin. Vous pouvez donner le tannigène à la dose de 40 à 60 centigrammes par jour par cachets de 20 centigrammes chaque.

J'arrive aux composés *phosphatés* qui, de tout temps, ont joui d'une action stimulante sur l'organisme des tuberculeux, et dont beaucoup, les glycérophosphates de chaux, la lécithine, les sels de chaux, sont fort utilisés à l'heure actuelle.

Vous pouvez employer le *glycérophosphate de chaux*, de beaucoup préférable au glycérophosphate de soude, par suite de l'importance thérapeutique des sels de chaux dans la tuberculose.

Vous pouvez prescrire les cachets suivants de glycérophosphate de chaux :

    Glycérophosphate de chaux. . . . .   0^{gr},25

Pour un cachet. — Prendre deux ou trois de ces cachets par jour, avant les repas.

Vous pouvez faire prendre de l'*acide anhydro-oxymé-thylène-diphosphorique,* appelé vulgairement *phytine* qui, dans les mains de MM. Gilbert et Posternack, a donné de bons résultats. J'ai moi-même utilisé cette préparation depuis longtemps, dans la tuberculose ; elle m'a paru bien supportée, et peut rendre des services, à la dose de 5o centigrammes en cachets, pris le matin et le soir, pendant une période de 10, 15 ou 20 jours.

La *lécithine,* tirée du jaune de l'œuf, d'après les recherches expérimentales de M. Claude, peut être utilisée sous forme de pilules contenant 5 centigrammes de lécithine. Vous donnerez trois à quatre de ces pilules par 24 heures, de façon à ne pas dépasser la dose de 15 à 20 centigrammes de lécithine par jour.

Les *sels de chaux,* surtout les sels insolubles, comme ceux employés dans la médication de M. Ferrier, dont je reparlerai tout à l'heure, paraissent efficaces sur la tuberculose.

Vous pouvez employer le carbonate de chaux et le phosphate tricalcique en cachets :

Carbonate de chaux. . . . . }
Phosphate tricalcique. . . . . } āā o^{gr},5o

Pour un cachet.

Faire prendre deux de ces cachets par jour, pendant une période de 15 20 jours.

Le chlorure de calcium peut être employé à petites doses, selon la formule suivante :

    Chlorure de calcium. . . . .   5 grammes
    Eau distillée.   150   —

Prendre deux ou trois cuillerées à café de cette solution par jour.

Je dois aussi vous citer, dans la médication tonique antituberculeuse, les injections d'*huile camphrée,* stérilisée au dixième, répétées tous les jours ou tous les deux jours, pendant quelques semaines, à la dose de un à deux centimètres cubes.

Les injections *d'eau de mer* peuvent rendre des services dans les formes apyrétiques, où elles n'ont pas d'inconvénient, et remontent souvent l'état général ; mais dans les formes fébriles, je ne les conseille pas, en raison des réactions violentes qu'elles déterminent. Lorsqu'on emploie ces injections d'eau de mer, dans les formes torpides, il ne faut pas dépasser la dose de 50 centimètres cubes par semaine.

Le *fer* peut être utilisé dans la tuberculose. Il est même indispensable aux tuberculeux à petites doses ; mais il faut le donner à très petites doses, car, à doses élevées, le fer, comme l'ont constaté un grand nombre d'auteurs, — et cela est exact, — peut provoquer une excitation cardio-vasculaire marquée et des hémoptysies. Sous quelle forme faut-il faire prendre le fer ? le Pr Albert Robin recommande les eaux minérales, Pougues, Forges, Bussang, etc., la simple eau ferrée gazeuse du Codex ou le fer des aliments.

Je crois qu'on peut donner du protoxalate de fer à très petites doses, et que l'on peut l'associer aux sels de chaux, selon la formule suivante :

Carbonate de chaux.. . . . . $\Big\}$ àà $0^{gr},50$
Phosphate tricalcique. . . . .
Protoxalate de fer. . . . . $0^{gr},01$

Pour un cachet.

On fait prendre deux cachets par jour, soit deux centigrammes de protoxalate de fer par jour pour un adulte, dose véritablement infime.

Je dois vous dire quelques mots des *ferments oxydants*, des *oxydases*. Ces ferments peuvent jouer un rôle dans la tuberculose, mais leur étude n'est pas encore terminée. On peut les donner sous forme de vanadate et de sels de vanadium, en ayant encore recours à de très petites doses. Je n'en ai pas une expérience suffisante pour vous en parler davantage. Cependant, j'ai vu, dans certains cas, les sels de vanadium augmenter l'appétit et donner aux malades un peu d'excitation tonique.

Parmi les oxydases, je puis vous dire ce que j'ai obtenu de la *plasmothérapie*, de l'*hémoplase*, extrait protoplasmique des cellules du sang de l'âne et du mouton. MM. Lumière ont, les premiers, attiré l'attention sur cette méthode thérapeutique (1). J'ai injecté depuis plus d'un an de 5 à 10 centimètres cubes de cette préparation à de nombreux tuberculeux, et, dans certains cas, il m'a semblé que le coefficient normal d'amélioration, dont je vous parlais dans la première conférence, était dépassé. Mais, pour cela, il faut que l'hémoplase ne s'accompagne pas de deux inconvénients, qui doivent la faire rejeter, l'élévation de température et l'urticaire. Généralement la température s'élève de deux à trois dixièmes de degré le soir ou le lendemain de l'injection ; si l'élévation thermique est plus marquée, la contre-indication est absolue, il ne faut pas pratiquer de nouvelle injection. Il faut agir de même si une poussée d'urticaire se manifeste dans les heures qui suivent l'injection. Il faut alors renoncer à la médication, car il s'agit de phénomènes d'anaphylaxie, identiques à ceux signalés pour les sérums thérapeutiques par M. Besredka. Si on continue les injections, l'urticaire augmente à chaque nouvelle piqûre, et elle peut se généraliser à la troisième, en s'accompagnant de phénomènes généraux

(1) L. et A. LUMIÈRE. Sur la plasmothérapie, *Soc. de thérapeutique*, 13 décembre 1905.

toxiqûes. Chez quelques malades très profondément atteints, dans des cas de tuberculose pulmonaire très graves,
chez un diabétique tuberculeux, dans une tuberculose
péritonéale presque désespérée, il m'a semblé que la plasmothérapie avait eu une action efficace pour retarder
l'évolution morbide, et c'est pourquoi j'ai cru devoir
vous en parler. D'ailleurs, d'après les travaux récents,
la perte normale d'hémoglobine est près de moitié plus
grande chez le tuberculeux à la troisième période que chez
l'homme normal.

Je vais maintenant vous parler du traitement du Dr Ferrier, basé sur la *recalcification* des tuberculeux (1). La
perte de l'organisme en sels de chaux est, pour M. Ferrier, une des grandes causes prédisposantes de la tuberculose, qui guérit spontanément par la calcification des
tubercules.

La méthode consiste, non pas en la reminéralisation,
mais en la recalcification des bacillaires par l'absorption de
sels insolubles de chaux. Sans doute, plusieurs auteurs
ont donné du phosphate de chaux et du glycéro-phosphate

(1) P. FERRIER. *La guérison de la tuberculose basée sur l'étude des cas de
guérison spontanée.* Paris, Vigot, 1906. — Traitement de la tuberculose pulmonaire par la recalcification, *Soc. méd. des hôp.*, 30 mars 1906.

de chaux dans la tuberculose ; mais, pour M. Ferrier, il s'agit « non de prendre de la chaux, mais d'en garder », et il a bien montré les dangers de la décalcification, sa pathogénie et les moyens d'y remédier. On voit, sous l'influence de la recalcification, les os devenir plus lourds, la sensibilité de l'ivoire dentaire s'améliorer et les lésions pulmonaires se cicatriser. Le parallélisme est évident entre ces trois ordres de phénomènes.

Le régime thérapeutique, dit M. Ferrier, dans une note qu'il a bien voulu me remettre, doit avoir pour but :

« 1° D'éviter l'ingestion d'acides, inorganiques ou organiques, sauf certains chlorures ;

« 2° D'introduire dans l'estomac la chaux nécessaire sous forme d'un mélange, à parties égales, de *carbonate de chaux* et de *phosphate tribasique de chaux,* donné en prises de 0^{gr},40 à 2 grammes, en deux fois, chacune à l'un des principaux repas ;

« 3° De supprimer les fermentations gastriques, d'abord par l'absorption, trois quarts d'heure *avant* chaque repas, d'un verre d'eau bicarbonatée calcique, dont l'eau de Pougues offre le type le plus répandu en France, ensuite par la réglementation des repas, aussi bien dans leur qualité et leur quantité que dans leur espacement.

« Relativement à la qualité, il y a lieu de proscrire complètement tout liquide alcoolique, fût-ce la bière, et, d'une façon sévère, les aliments uniquement gras et les préparations utilisant beaucoup de graisse (l'huile de foie de morue, si souvent cause de désordres, si rarement utile, est comprise dans cet ostracisme) ; de tolérer parcimonieusement le pain (200 à 300 grammes par jour) ; de supprimer, en dehors des repas, toute ingestion autre que celle d'une eau bicarbonatée calcique, la même qui servira aux repas.

« On conseillera la viande, le poisson, les œufs, les légumes, les pâtes, le tout distribué de manière à être agréable au patient, et mesuré de telle sorte que dans son estomac il ne reste rien une demi-heure ou une heure avant le repas suivant. Il ne faut pas tabler sur la valeur alimentaire du sucre pour en donner de grosses quantités.

« Les repas devraient être pris : le matin à sept heures ou huit heures, à midi et à sept heures ou huit heures du soir. Il n'y aura que trois repas, pas un de plus. On ne saurait admettre la plus petite infraction ou tricherie au régime.

« Les malades qui disposent d'une physiologie normale des voies digestives sont rapidement améliorés et même guéris de la sorte. Cependant, même pour ceux-là, et encore plus pour des malades dont l'estomac sécrète mal, des malades avancés notamment, il est utile de suppléer à la fabrication, par le suc gastrique, du chlorure de calcium, en leur offrant ce corps tout formé et très dilué. On le donnera, *en plus* des sels de chaux mentionnés plus haut, deux fois par jour, à chacun des principaux repas, à la dose de 0^{gr},20 à 0^{gr},50 à chaque fois, dans 100 à 200 grammes d'eau. On surveillera chez ces malades l'estomac et l'intestin, quelquefois contracturés. Il est souvent bon de diminuer ou de cesser momentanément l'usage du chlorure de calcium ; mais on éprouvera, en l'employant dans les conditions que j'indique plus haut, c'est-à-dire en le donnant *en plus des sels de chaux,* des effets qu'on peut qualifier de remarquables. Mais, pour juger de ces effets, ce n'est pas le poids qu'il faut consulter, ce sont les forces du malade et son appétit. »

Telle est, Messieurs, la méthode de M. Ferrier. Elle procède des travaux bien connus de M. le Pr Albert Robin sur la déminéralisation et la reminéralisation des tuberculeux. Elle m'a paru assez intéressante pour que je l'utilise chez les bacillaires de mon service, et sur des malades de ville. Les résultats obtenus sont encourageants, et confirment ceux notés par mon collègue et ami, M. Émile Sergent (1). J'emploie le traitement de M. Ferrier, soit dans son intégralité, soit en l'associant à d'autres médications, comme la médication arsenicale.

(1) Émile Sergent. *Société méd. des hôpitaux,* 30 mars 1906.

On peut employer l'*opothérapie,* c'est-à-dire des extraits de poumons, de glandes à sécrétion interne, comme les surrénales, l'hypophyse, de foie et de bile, de moelle osseuse. Avec M. Arthur Delille, nous avons montré (*Soc. de thérapeutique*, 12 juin 1907) l'utilité d'associer les médications opothérapiques, en raison des lésions polyglandulaires observées dans différentes infections. Les recherches de MM. Bernard et Bigard, celles de M. J. Parisot sur les surrénales, les travaux de MM. Torri, Garnier et Thaon sur l'hypophyse ont montré combien fréquentes étaient les lésions de ces glandes dans la tuberculose pulmonaire chronique, lésions capables d'expliquer l'hypotension et la tachycardie constantes dans la tuberculose. Ces considérations légitiment l'emploi des opothérapies simples et associées dans la tuberculose. On peut utiliser la poudre de moelle osseuse, la poudre de surrénale, l'adrénaline à très petites doses, l'extrait total d'hypophyse, l'extrait de foie, le sirop hépatique, fait avec le foie de jeune veau, que M. Triboulet emploie avec succès, la paratoxine de MM. Lemoine et Gérard qui m'a semblé absolument inoffensive dans les cas traités jusqu'ici, et dont on peut généraliser l'usage dans les tuberculoses peu avancées. L'action de l'opothérapie pulmonaire est encore discutée dans la tuberculose; je n'en ai pas d'expérience personnelle.

En dehors des médications dont je viens de vous parler, on a utilisé la *révulsion* chez les tuberculeux avec de bons résultats. On peut employer sur la poitrine du malade des frictions légères à l'essence de térébenthine, des applications de teinture d'iode, des pointes de feu. Si vous employez les pointes de feu, je vous recommande de les faire très superficielles avec un très petit cautère, de façon à pouvoir les renouveler souvent au même endroit.

Je ne ferai que vous signaler les tentatives *chirurgicales* faites par quelques auteurs pour extirper le foyer tuberculeux pulmonaire initial. Évidemment, il est très séduisant de traiter la tuberculose pulmonaire comme on traite les formes de tuberculose locale, mais la chirurgie du poumon est bien aléatoire, et je ne la comprendrais que pour drainer les cavernes qui se vident mal. Même limitée à ces cas, la chirurgie des poumons tuberculeux ne saurait être conseillée qu'avec une très grande prudence et après une mûre réflexion. Je dois toutefois vous signaler la tentative intéressante faite récemment par M. W. Kausch (*Deutsche med. Wochensch.*, 12 décembre 1907), qui utilisa l'opération de Freund, c'est-à-dire la résection des cartilages costaux, dans un cas de tuberculose commençante du sommet du poumon : le résultat fut satisfaisant.

*
* *

Telles sont, Messieurs, les médicaments que le médecin peut utiliser dans le traitement pratique de la tuberculose.

Comment, avec ces éléments, organiser dans la pratique courante la *médication pratique* des tuberculeux? Le tuberculeux a besoin de fer, de chaux, d'arsenic, de carbonates et de phosphates. La base de la médication consistera à donner ces différents corps, d'une manière simple, sans droguer les malades. En dehors de leur action propre, ces médicaments ont une action psychique intense. La pratique de très nombreux malades m'a montré que la durée de cette action psychique ne dépasse pas trois semaines. Il sera donc indispensable de varier la médication toutes les trois semaines, sans changer pour cela le principe du traitement. Il conviendra, en un mot, de faire des *médications successives,* mais *analogues.*

Ces médications successives utiliseront les corps vecteurs de fer, de chaux, d'arsenic de carbonates, de phosphates, l'action opothérapique de quelques glandes, et les substances énumérées au début de cette conférence. Chaque cas réclame une médication particulière, mais il est possible de vous donner quelques indications pour la cure d'un cas moyen de tuberculose pulmonaire. Le cadre de cette médication pourra être rempli d'une manière différente, selon les indications thérapeutiques.

Le traitement doit comprendre une série de 20 jours de *traitement principal, traitement basal,* séparée par 5 jours de *traitement opothérapique associé.*

Voici un *schéma* de traitement d'une durée de deux mois et demi, basé sur ces principes.

Première période de 20 jours de traitement basal.

1° Faire prendre le matin au petit déjeuner une cuillerée à soupe de la solution suivante :

<pre>
Arséniate de soude. 0gr,05
Eau distillée. 300
</pre>

2° Faire prendre avant le déjeuner et le dîner, un des cachets suivants (formule de Ferrier modifiée) :

<pre>
Carbonate de chaux.. . . . .)
Phosphate tricalcique. . . . . } ââ 0gr,50
Protoxalate de fer. 0 01
              Pour un cachet.
</pre>

3° Injecter tous les 6 jours 5 centimètres cubes d'hémoplase, soit trois injections dans la période des 20 jours.

Il importe de ne pas donner de médicaments le jour de l'injection. Celle-ci ne serait pas renouvelée, au cas d'élévation de la température au delà de 3 dixièmes de degrés, et au cas d'apparition d'urticaire, car, dans ces conditions, l'hémoplase serait plus nuisible qu'utile.

Telle est la première période du traitement basal.

Première période de 5 jours d'opothérapie associée.

1° Prendre au déjeuner et au dîner une cuillerée à soupe de la solution suivante, soit deux cuillerées à soupe par jour :

> Solution d'adrénaline (à 1 pour 1000). . .   X gouttes
> Eau distillée. . . . . 150 grammes

Cela fait deux gouttes d'adrénaline par jour.

2° Prendre au petit déjeuner et au repas du soir un des cachets suivants :

> Poudre totale d'hypophyse de bœuf. . . . . . $0^{gr},10$
> Pour un cachet.

Surveiller, pendant cette période, l'état de la tension artérielle. Si la tension dépassait 17 centimètres de mercure, cesser la médication.

Telle est la première période d'opothérapie associée.

Deuxième période de 20 jours de traitement basal.

1° Prendre le matin au petit déjeuner cinq gouttes de la préparation suivante :

Liqueur de Fowler. . . . .   5 grammes

2° Prendre au déjeuner et au dîner un des cachets suivants :

Glycérophosphate de chaux. . . . . $0^{gr},25$
Glycérophosphate de fer.   0   02
Carbonate de chaux..   0   50

Pour un cachet.

3° Tous les 6 jours, faire une injection de 10 centimètres cubes d'hémoplase, soit trois injections dans cette seconde période de 20 jours. Avoir soin de ne pas donner de médicaments, le jour de l'injection.

Telle est la deuxième période de 20 jours de traitement basal.

Deuxième période de 5 jours d'opothérapie associée.

Cette période est la répétition de la première, c'est-à-dire qu'elle comprend chaque jour, deux cuillerées à soupe de la solulion d'adrénaline, puis 20 centigrammes de poudre totale d'hypophyse. Vous pouvez remplacer l'adrénaline par deux cachets de dix centigrammes chaque de poudre totale de capsule surrénale.

Troisième période de 20 jours de traitement basal.

1° Prendre le matin, au petit déjeuner, un des cachets suivants :

Acide anhydro-oxyméthylène-diphosphorique (phytine). 0^{gr},50
Pour un cachet.

2° Prendre au déjeuner une cuillerée à dessert, dans un peu d'eau, de la solution suivante :

Chlorure de calcium. . . . . 6 grammes
Eau distillée. . . . . 200 —

La cuillerée à dessert représente 30 centigrammes de chlorure de calcium.

3° Prendre au dîner un des cachets suivants :

Poudre de moelle osseuse. . . . . 0^{gr},15
Pour un cachet.

Dans cette période, ne pas faire d'injection d'hémoplase.

Telle est la troisième période de 20 jours de traitement basal.

Troisième période de 5 jours d'opothérapie associée.

Répétition des deux précédentes avec l'adrénaline ou la surrénale et l'hypophyse.

Voilà un exemple du cycle des médications successives, actives et inoffensives, que vous pouvez employer dans le traitement de la tuberculose pulmonaire. Cela fait une médication de 75 jours, c'est-à-dire de 2 mois et demi.

Au bout de ce temps, vous pouvez recommencer comme la première fois. Vous pouvez, si vous le jugez utile, intercaler dans chaque période de la médication une des substances dont je vous ai parlé plus haut, le tannigène, le thiocol, l'urée, les cacodylates, l'atoxyl, le sirop hépatique, la paratoxine, etc. Vous pouvez remplacer, dans le schème que je vous présente, l'hémoplase, si elle est mal supportée, par le sérum marin, par la paratoxine, par le cacodylate, etc.. Vous pouvez, pendant la période de 20 jours de traitement basal, utiliser uniquement ou le cacodylate, ou la paratoxine, ou l'atoxyl. Les combinaisons peuvent être extrêmement variées. Mais il me paraît indispensable de maintenir le cadre de 20 jours de traitement, séparé par un petit intervalle de quelques jours avant de recommencer. Cet intervalle de cinq jours dans lequel j'applique une opothérapie associée peut être rempli par toute autre médication, si les indications thérapeutiques en sont plus précises.

Cette méthode des médications analogues successives, à laquelle j'ai été conduit par une longue expérience, est celle qui permet de joindre à l'action maxima du médicament le maximum de l'action psychique qui l'accompagne.

Je vous l'ai déjà dit, et je vous le répète, le traitement de la tuberculose pulmonaire ne saurait être uniforme. Il doit se modifier selon chaque cas particulier, selon les formes de la maladie, l'âge du malade, ses conditions physiologiques et les autres affections dont il peut être porteur.

* * *

Je vais vous parler maintenant de la *médication symptomatique* de la tuberculose pulmonaire. Celle-ci est indispensable pour lutter contre certains signes fâcheux de la maladie, la toux, la diarrhée, les sueurs, les hémoptysies, la fièvre. Mais quand vous ferez une de ces médications symptomatiques, je vous en prie, abstenez-vous de tout autre traitement. Laissez de côté les médications successives basales ou opothérapiques associées dont je viens de vous parler, ou n'en retenez qu'une ou deux substances, car vous feriez la salade thérapeutique dont je déplorais la fréquence au début de cette conférence.

Ceci dit, je vais examiner, les unes après les autres, ces diverses médications.

Voyons la médication symptomatique de la *toux*.

Un tuberculeux, atteint d'une forme quelconque de tuberculose pulmonaire, tousse sans discontinuer. Cette toux le fatigue beaucoup. Comment faire pour la calmer ?

Rien n'est plus simple en apparence. Une potion contenant six centigrammes d'extrait thébaïque, deux à trois cuillerées à café de sirop de codéine, ou mieux une injection d'un ou deux centigrammes de morphine en auront facilement raison. Après cette médication, le malade s'assoupira même pour un temps, sidéré dans tout son organisme par le principe calmant de l'opium, éteignant tous les réflexes trachéo-bronchiques.

La toux sera calmée. Le tuberculeux en ira-t-il mieux ? Cela dépend. Si la toux accompagne l'expulsion de mucosités abondantes, comme dans les cavernes pulmonaires, la cessation de la toux amènera la cessation de l'expectoration. La cavité ne se videra plus, d'où rétention des produits septiques avec ses fâcheuses conséquences, augmentation de la fièvre en particulier. Si des efforts violents de toux quinteuse, spasmodique, n'aboutissent qu'à l'expulsion d'une simple mucosité montant péniblement le long de la trachée après chaque saccade de toux, il n'est pas nécessaire de plonger le malade dans la torpeur opiacée pour calmer la toux. Des inhalations de vapeur d'eau, faites toutes les deux heures, aideront au cheminement de la mucosité et réduiront d'autant les efforts de toux nécessaires à son expulsion. Il suffira de mettre de l'eau dans une casserole placée au-dessus d'une lampe à alcool, d'ajouter un peu de glycérine et de teinture de benjoin, et de recommander au malade de respirer les vapeurs émises.

Si la toux résulte d'un simple prurit de la région trachéo-bronchique, l'usage de l'opium n'est pas indispensable pour obtenir ce que la simple volonté peut donner. La discipline de la toux, imposée par les phtisiothérapeutes énergiques, est un des meilleurs remèdes à opposer à la toux des tuberculeux. Le regretté Daremberg racontait souvent son étonnement lors de sa première visite à Dettweiler, dans son sanatorium de Falkenstein. « Il n'est pas possible, lui disait-il, que vos 150 pensionnaires soient des phtisiques ; je n'ai pas entendu tousser 10 fois en trois quarts d'heure. » « Détrompez-vous, lui avait répondu Dettweiler, j'apprends à mes malades à ne pas tousser, en leur disant cette simple phrase : quand vous avez une démangeaison en public, vous ne vous grattez pas. Eh bien ! la toux sans crachats, c'est le grattage de la gorge qui démange. Ne vous grattez pas la gorge en public. » Des malades éduqués ainsi réduisent d'eux-mêmes de moitié ou des trois quarts leurs quintes de toux ; ils ne toussent que lorsque le crachat est prêt à être expulsé.

Il est des cas où l'intervention d'une médication s'impose, quand la toux est consécutive à une compression nerveuse par un ganglion bacillisé, et quand le malheureux phtisique est pris de toux émétisante. Ressemblant au coquelucheux, il vomit sans cesse le peu d'aliments qu'il tolère, au milieu des secousses terribles d'une crise de toux quinteuse, dont il sort anéanti, en pleine dyspnée, le visage couvert de sueurs et les lèvres cyanosées. Calmer la toux devient indispensable. Il faudra mettre en œuvre toutes les ressources que nous possédons, susceptibles de servir aussi toutes les fois qu'on jugera opportun de diminuer la toux.

Il faut d'abord recourir aux opiacés. On peut utiliser l'*extrait thébaïque,* à la dose de quatre à six centigrammes par jour, en faisant prendre au malade quatre à six cuillerées à soupe de la solution suivante :

Extrait thébaïque . . . . 0^{gr},10·
Eau de laurier-cerise 10
Eau de tilleul 140

On peut employer le sirop de *morphine* du Codex à la dose de trois cuillerées à soupe, et le sirop de *codéine* du Codex à la dose de trois cuillerées à café.

La *dionine* ou *chlorhydrate d'éthylmorphine* prescrite en pilules de un centigramme chaque, donnée à la dose de une à trois pilules par jour, procure souvent une atténuation notable de la toux.

Si celle-ci résiste à la médication précédente, on peut s'adresser aux injections de *morphine* et aux injections de *chlorhydrate d'héroïne*. Mais il faut être prudent, recourir aux très petites doses et même s'abstenir, s'il s'agit de tuberculeux très avancés. Beaucoup de phtisiques cavitaires, parvenus à la dernière période, ne supportent plus les opiacés, et une injection de morphine intempestive, en les asphyxiant, peut déterminer la mort.

On peut alors faire usage des antispasmodiques. Le mélange suivant de teinture de *jusquiame*, de *belladone* et de *datura stramonium* réussit souvent quand les opiacés sont dangereux ou ont échoué. On peut faire prendre au malade trois à quatre fois cinq gouttes, soit XV à XX gouttes par jour, du mélange :

Teinture de jusquiame.. . . . .   6 grammes
Teinture de belladone.. . . . . ⎫
Teinture de datura stramonium.. . . . . ⎬ ãã 4 grammes

Si l'on n'obtenait pas de modification appréciable de la toux par cette médication, on peut essayer l'usage de XV gouttes par jour (V gouttes chaque fois) d'extrait fluide d'*euphorbia pilulifera* et de *cimicifuga racemosa*, puis l'emploi de XL gouttes par jour (X gouttes chaque fois) de teinture de *grindelia robusta*.

En dernier lieu, dans les cas où tout échoue, j'ai recours, depuis quelques mois, à l'*orthoformiate d'éthyle* (æthone), dont l'action antispasmodique, dénuée de toxicité, a déjà été utilisée dans la coqueluche avec succès. Je donne, dans un peu d'eau sucrée, X à XV gouttes d'orthoformiate d'éthyle, et je fais répéter jusqu'à 10 fois par jour, s'il est nécessaire, le malade pouvant sans inconvénient prendre jusqu'à CL gouttes de la préparation dans les vingt-quatre heures.

On doit associer à ces diverses médications des moyens physiques, tels qu'une révulsion légère sur la région trachéale avec quelques ventouses sèches, un sinaplasme ou une application de teinture d'iode, tels encore qu'un enveloppement de la région laryngée avec des compresses humides et chaudes. Ils réussissent parfois où d'autres n'ont pas donné de résultat.

Tel est le traitement actuel de la toux des tuberculeux, traitement que la sagacité du médecin adaptera, selon les indications thérapeutiques, à chaque cas clinique particulier.

Je vais vous parler maintenant des *sueurs* des tuberculeux,

Les sueurs des tuberculeux sont-elles bonne ou mauvaise chose ? Doit-on les respecter ou faut-il les combattre ? Telles sont les deux questions à résoudre tout d'abord. Pour certains, les sueurs faciliteraient l'élimination des toxines développées chez le tuberculeux, et ce serait une faute d'entraver leur rôle physiologique. Pour d'autres, — et c'est mon opinion personnelle, — les sudations affaiblissent beaucoup les malades et dépriment le moral des malheureux phtisiques. Elles empêchent leur sommeil en les obligeant à changer une ou plusieurs fois de linge au milieu de la nuit, et peuvent donner naissance à des coups de froid capables d'amener des complications redoutables, comme la bronchite, la bronchopneumonie ou la congestion pulmonaire.

Il faut donc lutter contre ces transpirations quand elles se produisent ; mais il importe d'abord de tout faire pour les éviter. Beaucoup de ces sueurs sont d'origine médicamenteuse et résultent de l'emploi excessif et inconsidéré des antithermiques. L'antipyrine, le pyramidon, la phénacétine, l'acétanilide, la cryogénine, etc., n'abaissent la température qu'au prix de sudations plus ou moins abondantes. Quand, en 1900, j'ai fait reconnaître avec M. Latron l'action puissante de l'aspirine contre la fièvre hectique des phtisiques, j'ai bien montré que les chutes considérables de température s'accompagnaient toujours de sueurs et que ces transpirations étaient la cause de l'antithermie. Aussi, depuis, ai-je insisté sur les précautions à prendre, dans l'emploi de l'aspirine, pour éviter les abaissements trop brusques du thermomètre. Il est indispensable de donner de très petites doses de pyramidon, de marétine, d'aspirine, de cryogénine, etc., et surtout de donner ces doses avant l'apparition de l'accès fébrile, en deux fois, par exemple, une première fois vers 9 ou 10 heures du matin, et une seconde fois vers midi, une heure ou deux de l'après-midi, jamais plus tard. On aura ainsi grande chance d'éviter les sudations médicamenteuses.

Souvent le traitement purement hygiénique, la cure de grand air pratiquée plusieurs heures par jour, aidée de frictions à l'eau vinaigrée, à l'eau de Cologne, à l'alcoolat de lavande, au liniment de Rosen, viennent à bout de la fièvre et des transpirations. Si les sueurs persistent, si elles s'installent violentes, répétées et pénibles pour le malade, il faut intervenir et essayer de les modifier par un traitement médicamenteux.

Je conseille d'utiliser d'abord les moyens les plus simples, et de s'adresser, pour commencer, au *phosphate tricalcique*. Les cachets suivants seront pris au nombre de trois : le premier, le soir vers 5 heures, le second vers 9 heures du soir et le troisième vers minuit, si le malade ne dort pas :

Phosphate tricalcique. . . . . - 1 gramme

Pour 1 cachet.

Il importe, en effet, de donner des médicaments antisudoraux quelques heures avant l'apparition des sueurs pour qu'ils aient le temps d'exercer leur action.

Si le phosphate tricalcique ne donne aucun résultat, inutile d'insister. Il faut s'adresser à l'*hydrastis canadensis*, à la *jusquiame* et à la *belladone*. Je suis d'avis de faire prendre le soir, vers 5 heures et vers 10 heures, *dix* gouttes, soit *vingt* gouttes par jour, de la teinture suivante :

Teinture d'hydrastis canadensis. . . . . ⎫
—   de jusquiame.. . . . . ⎬ ââ 5 grammes
—   de belladone.. . . . . ⎭

En cas d'échec de la médication précédente, on peut recourir aux granules de un *quart* de milligramme de *sulfate d'atropine*, dont le malade prendra deux dans la soirée, l'un vers 5 heures, l'autre vers 10 heures. Dans le traitement par le sulfate d'atropine, comme dans celui par la jusquiame et la belladone, au moindre symptôme d'intolérance caractérisée par de la sécheresse de la gorge et de la dilatation marquée de la pupille, il est indispensable d'en diminuer la dose de moitié, puis d'en cesser l'emploi.

On utilisera alors la *poudre d'agaric blanc,* dont le malade prendra, toujours aux mêmes heures de la soirée, deux des cachets suivants :

Poudre d'agaric blanc. . . . . 0^{gr},40

Pour 1 cachet.

Si, malgré tout, les transpirations ne diminuent pas, on peut encore recourir à l'*acide camphorique* et à la *picrotoxine*.

L'acide camphorique sera donné, à 5 heures et à 10 heures, en un des cachets suivants :

Acide camphorique.. . . . . 1 gramme

Pour 1 cachet.

La picrotoxine doit être prise par granules de *un demi* milligramme, l'un à 5 heures, l'autre à 10 heures, sans dépasser la dose de *deux* granules dans la soirée.

Si les sueurs des tuberculeux ne cèdent à aucune de ces médications, le pronostic, déjà très grave, s'assombrira encore car il s'agira d'une tuberculose fébrile, cavitaire ou non, d'évolution rapidement fatale.

Examinons maintenant la *diarrhée* des tuberculeux.

La *diarrhée* des malades atteints de tuberculose pulmonaire peut provenir de deux causes bien distinctes. Elle peut résulter d'une lésion de l'intestin par le bacille de Koch, et il s'agit alors d'une entérite tuberculeuse consécutive à la bacillose du poumon, à la suite de la déglutition des crachats virulents par le malade. Elle peut dépendre d'une faute de régime, en général d'une suralimentation mal comprise.

Quand la diarrhée des tuberculeux tient à une erreur de régime, il est en général assez facile d'y porter remède. Il convient de laisser le tube digestif au repos. On donnera pendant quinze à vingt heures de l'eau de riz pour toute alimentation, et on associera à cette boisson l'usage d'une vieille mais excellente préparation, la *décoction blanche de Sydenham*, dont on prescrira une dose de 200 grammes à prendre dans les vingt-quatre heures, d'après la formule suivante :

Phosphate tricalcique..	2 grammes
Mie de pain de froment.	4 —
Gomme pulvérisée	4 —
Sucre blanc..	12 —
Eau de fleurs d'oranger.	2 —
Eau distillée.	Q. s. p. 200 cc.

A prendre dans les vingt-quatre heures par cuillerées à soupe ou par verres à madère.

La diarrhée cessera au bout de peu de temps, et, par la

surveillance scrupuleuse du régime alimentaire, en évitant surtout les abus carnés, on aura les plus grandes chances de ne point la voir reparaître.

La diarrhée consécutive à l'entérite bacillaire est infiniment plus rebelle. La présence de granulations et d'ulcérations entretient l'irritation de la muqueuse intestinale et il est souvent difficile de s'en rendre maître.

L'alimentation devra être surtout végétarienne, et se composer de purées de légumes bien passées, de pâtes, de képhir, en un mot d'aliments facilement assimilables, la lientérie étant un des principaux symptômes de l'affection.

Je conseille d'essayer d'abord les différentes préparations de tanin, et, en particulier, le *tannigène*, à la dose de 90 centigrammes par jour :

Tannigène.. . . . . 0^{gr},30
Pour un cachet. — Trois cachets par jour.

Si, au bout de peu de jours, cette médication n'a pas donné de résultats, il faut s'adresser aux opiacés, associés aux sels de *bismuth*, comme dans la formule :

Extrait thébaïque. . . . . 0^{gr},10
Sous-nitrate de bismuth 4
Eau de fleurs d'oranger.. 25
Sirop de ratanhia. 30
Eau de tilleul.. 100
A prendre par cuillerées à soupe dans les vingt-quatre heures

Si, dans quatre jours, cette préparation n'a pas amené la cessation de la diarrhée, on doit la remplacer par la poudre de *talc* à haute dose, 100 à 200 grammes par jour, émulsionnée dans un peu d'eau ou de tisane, selon la méthode du Pr Debove.

Dans les cas rebelles à toutes ces médications, j'utilise depuis quatre ans le *bleu de méthylène*, qui m'a donné des résultats remarquables, surtout dans les diarrhées consécutives *aux ulcérations tuberculeuses* de l'intestin, comme j'ai pu m'en rendre compte à l'autopsie. Je prescris le bleu de méthylène associé à la lactose, dans la formule suivante :

> Bleu de méthylène. . . . .   0^{gr},10
> Lactose..   0   20

Pour un cachet. — Prendre trois à quatre cachets par jour. (Avoir soin de prévenir le malade que ses urines seront colorées en bleu.)

Dans quelques diarrhées rebelles, j'ai vu la *cotoïne* produire des effets intéressants. Prescrivez des pilules comme les suivantes :

> Cotoïne.. . . . .   0^{gr},05

Pour une pilule. — Prendre trois pilules dans les vingt-quatre heures.

Dans quelques cas, j'ai utilisé le *Koh-Sam*, graine du Brucea Sumatrana, préconisé par M. Mougeot, M. Lemoine et M. Mathieu dans la dysenterie. En faisant prendre quatre à huit graines décortiquées par jour ou quatre à six comprimés de ces graines, j'ai vu la diarrhée et les douleurs s'améliorer souvent d'une manière sensible.

J'ai vu aussi l'usage des *ferments lactiques* donner quelques résultats. Mais ils sont beaucoup moins nets que dans les simples entérites infectieuses.

Enfin, dans plusieurs cas où aucune médication n'avait pu vaincre la diarrhée, je l'ai vue céder à des injections intra-rectales d'*eau oxygénée* données matin et soir, en employant 200 à 400 grammes d'eau oxygénée à *deux ou trois volumes* seulement, à la condition qu'elle fût *rigoureusement* neutre.

En plus du traitement intestinal direct, il importe d'appliquer sur le ventre des compresses chaudes ou des cataplasmes arrosés de 15 à 20 gouttes de laudanum de Sydenham. Si les selles, répétées et profuses, amènent une trop grande déshydratation de l'organisme, il me paraît utile, malgré l'élévation de la température, de pratiquer aussi quelques injections sous-cutanées de *sérum artificiel* (300 à 800 grammes par jour) ou de sérum marin, pour relever la tension artérielle et lutter contre la cachexie.

Examinons les moyens thérapeutiques à opposer aux *hémoptysies* des tuberculeux.

Si vous êtes appelés près d'un malade venant de rompre dans une caverne un anévrisme de Rasmussen, vos moyens d'action seront très limités devant l'abondance de l'hémorragie. En dehors de la ligature des quatre membres et des stimulants généraux, la médication est désarmée. Il n'en est pas de même au cas d'hémoptysie de la première et de la seconde période de la bacillose, où vous pourrez agir efficacement.

Tout d'abord, exigez de l'entourage du malade certaines précautions hygiéniques indispensables. Recommandez le calme, l'absence de toute question au patient qui doit garder le silence le plus absolu. La chambre ne doit pas avoir une température trop élevée. L'alimentation comprendra des petits repas, du lait, des boissons fraîches, des glaces alimentaires.

La médication peut répondre à trois indications principales : augmenter la coagulabilité du sang, faire contracter les fibres musculaires des vaisseaux ou abaisser la tension artérielle. Chacun de ces procédés a donné des résultats ; vous pouvez les utiliser les uns après les autres.

Commencez d'abord par donner le *chlorure de calcium* et l'*eau de Rabel* qui ont une action propre sur la fibrine sanguine. Faites prendre toutes les heures la solution suivante, par cuillerées à soupe, en la diluant dans un peu d'eau glacée :

        Chlorure de calcium. . . . .   4 grammes
        Julep gommeux.   140   —

Prescrivez ensuite la potion suivante, que vous ferez mettre dans la glace :

        Eau de Rabel. . . . .   2 grammes
        Sirop de ratanhia.   40   —
        Julep gommeux.   120   —

A prendre dans les vingt-quatre heures, par cuillerée à soupe toutes les heures.

Si ces préparations n'amènent pas la cessation de l'hémoptysie, vous pourrez recourir aux préparations agissant sur la contraction de la fibre musculaire des vaisseaux, c'est-à-dire à l'ergotine et à l'adrénaline.

Vous pourrez pratiquer une ou deux injections de un centimètre cube d'*ergotine* d'Yvon ou de Bonjean, ou vous ferez prendre la potion suivante, par cuillerées à soupe toutes les demi-heures :

        Ergotine.. . . . .   2 grammes
        Eau de laurier-cerise.   10   —
        Sirop de morphine.   30   —
        Eau de tilleul.   100   —

J'ai utilisé, il y a quelques années, avec M. Louste, l'*adrénaline* contre l'hémoptysie. Vous pouvez sans danger faire prendre dans les vingt-quatre heures la potion suivante :

> Adrénaline au millième. . . . . XX gouttes
> Julep gommeux. . . . . 120 grammes

La médication précédente, agissant sur les fibres musculaires vasculaires, élève la tension artérielle. Si son action a été inutile, il faut alors opposer à l'hémoptysie un traitement tout à fait inverse, basé sur une action sédative et hypotensive sur les vaisseaux. Vous pourrez employer l'ipéca, la stypticine, la trinitrine, le nitrite d'amyle et les extraits de gui.

Donnez d'abord de petites doses d'*ipéca*, par exemple de six à dix des pilules suivantes, jusqu'à production de l'état nauséeux :

> Poudre d'ipéca. . . . . $0^{gr},03$
> Extrait thébaïque. 0   01

Pour une pilule, non argentée, n° 30.

Si l'ipéca, utilisé à faibles doses, ne donne pas de résultat, vous aurez le droit de recourir au vomitif, d'après la formule suivante, exempte de tartre stibié :

> Ipéca. . . . . $1^{gr},50$

Divisez en trois paquets.

Donner les trois paquets à cinq minutes d'intervalle dans un verre d'eau chaude.

C'est une médication émotionnante ; pour l'appliquer,

vous aurez à lutter contre la résistance de la famille du malade. L'effet est parfois remarquable, et l'hémoptysie cesse comme par enchantement. Je vous conseille toutefois de ne l'utiliser que dans une famille dont vous aurez acquis l'entière confiance.

La *stypticine* est employée surtout à l'étranger. Elle donne parfois de bons résultats. Faites-la prendre par pilules ou tablettes de 5 centigrammes chaque, dont vous donnerez de quatre à huit par jour.

La *trinitrine* m'a donné, dans plusieurs cas, d'excellents effets. Je vous conseille d'avoir recours à la solution alcoolique au centième, et de donner trois à quatre fois III gouttes de cette solution par vingt-quatre heures dans un peu d'eau.

M. Rouget a été plus loin encore, et il a conseillé les *inhalations de nitrite d'amyle*. Il fait respirer le contenu de trois ampoules dans les vingt-quatre heures, et il a vu des hémoptysies rebelles à tout traitement antérieur céder à cette médication. Il se produit une vaso-dilatation périphérique, qui n'a aucune action sur les capillaires pulmonaires. Je désirais vous faire connaître ce procédé, car il pourra vous rendre des services, et il m'en a rendu dans des hémoptysies rebelles à tout autre traitement.

M. René Gaultier a montré que le *gui* (feuilles et tiges de gui de pommier ou de peuplier) avait une action hypotensive manifeste. Au cas d'hémoptysie, on peut faire prendre de deux à cinq pilules de 5 centigrammes chaque d'extrait aqueux de gui. On peut aussi préparer des ampoules pour injections sous-cutanées, d'après la formule suivante :

> Extrait aqueux de gui. . . . . $0^{gr},20$
> Solution physiologique.. . . . . 1^{cc}
>
> Pour une ampoule stérilisée.

Injecter une ampoule par jour. L'injection est souvent un peu douloureuse.

Messieurs, je tiens à vous rappeler que certains médicaments exagèrent ou même provoquent les tendances aux hémoptysies, au cours de la tuberculose pulmonaire : telle est la créosote et tels sont les cacodylates. Je vous engage donc à vous abstenir de leur emploi dans les formes hémorragiques.

En traitant de la climatologie de la tuberculose, je vous montrerai les climats congestifs et les climats sédatifs ; je vous prie de bien réfléchir à ces indications, quand vous aurez à prendre la responsabilité de l'envoi d'un tuberculeux hémoptoïque dans une station climatique. De votre choix dépend souvent la diminution ou l'aggravation de la maladie.

Messieurs, je vais terminer cette conférence, en vous

parlant des indications thérapeutiques de la *fièvre* des tuberculeux.

Comment traiter la fièvre des tuberculeux ? Vous pouvez opposer à cette fièvre une action physique et une action médicamenteuse.

Parmi les moyens physiques, je vous citerai d'abord le repos, non le repos relatif, mais le repos le plus absolu au lit. L'alimentation supplémentaire raisonnée peut avoir aussi un heureux effet sur la cause fébrile. J'en dirai autant de l'aération, puisque dans les sanatoria, comme dans la cure libre, on voit la cure d'air amener souvent à elle seule la diminution de la fièvre. Les lotions fraîches, les douches et l'hydrothérapie peuvent parfois donner des résultats analogues, mais il faut user de ces moyens avec une extrême prudence.

On a traité la fièvre des tuberculeux par une série de médicaments. Je vais d'abord vous énumérer leur longue liste, puis je vous indiquerai comment je comprends le traitement des accidents fébriles des tuberculeux.

On a d'abord employé les sels de *quinine* à la dose de $0^{gr},50$, $0^{gr},80$ à un gramme par jour, soit le sulfate de quinine, soit le chlorhydrate de quinine ou le chlorhydro-sulfate, soit l'euquinine ou l'aristochine, préparation contenant 96 pour 100 de quinine, complètement insipide. ce qui en rend l'usage précieux en médecine infantile.

On a ensuite utilisé les préparations *salicylées* et MM. Jaccoud et Vulpian ont préconisé l'emploi de l'acide salicylique. Avec M. Latron, nous avons fait connaître (*Soc. méd. des hôpitaux*, 22 juin 1900) les propriétés antithermiques de l'aspirine sur la fièvre hectique des phtisiques ; avec un et deux grammes, nous obtenions rapidement, sans collapsus, une chute de température de 2 à 3 degrés, mais au prix d'abondantes transpirations.

On s'est servi de l'*antipyrine* à la dose de $0^{gr},50$ à un gramme, de l'*acétanilide* dont M. Guinard a réhabilité l'action (*Soc. d'études scient. sur la tub.*, mars 1907) à la dose de $0^{gr},20$, du pyramidon, à la dose de $0^{gr},20$ répétée deux ou trois fois par jour.

On a obtenu, par l'usage des badigeonnages de *gaïacol* synthétique, un abaissement considérable de la température des tuberculeux. Il s'agit très probablement là d'une action nerveuse d'origine périphérique, car on a noté le même effet avec des badigeonnages de cocaïne, d'elléborine, de spartéine et de solanine.

Il me reste à vous parler de l'action de deux médicaments, dont l'effet n'est pas douteux, la *cryogénine* et la *marétine*. La cryogénine, ou benzamido-semicarbazide, se donne aux doses de $0^{gr},20$ à un gramme. La marétine, ou carbaminate de m-tolylhydrazide, dont nous avons indiqué avec M. Verliac les effets à la *Société d'études scientifiques sur la tuberculose* le 3 mars 1905, se donne à la dose de o^{gr},15 à o^{gr},60. Je n'ai jamais observé le moindre inconvénient dans l'emploi de cet antithermique, bien qu'on ait signalé en Allemagne quelques rares accidents après son usage.

Voilà, Messieurs, les médications à opposer à la fièvre des tuberculeux. Comment devez-vous les appliquer ?

Je vous donnerai d'abord le conseil de commencer par le traitement diététique et le traitement hygiénique, en prescrivant la cure de repos, la cure d'air et l'alimentation supplémentaire raisonnée. Vous pourrez ajouter ensuite des lotions fraîches, faites l'après-midi au moment de la poussée thermique. Si cela ne donne pas de résultats appréciables, vous serez autorisés à recourir à l'emploi des médicaments, et, parmi ceux-ci, vous pouvez alterner l'usage de la marétine et de la cryogénine. Prescrivez d'abord de très petites doses de *marétine,* des cachets de o^{gr},15 dont vous ferez prendre l'un le matin vers neuf heures et l'autre vers midi, bien avant le début de la période fébrile. N'augmentez pas cette dose, en raison des phénomènes ictériques que mon collègue M. Guinard a observés, à la suite d'injection de doses de o^{gr},75 à un gramme par jour. L'action de la marétine dure rarement au delà de huit à dix jours, et il faut alors en cesser l'emploi ; vous agiriez de même si la marétine provoquait de la diarrhée. Prescrivez alors la *cryogénine*; commencez par deux cachets de 0^{gr},20 donnés aux mêmes heures que la marétine, et, si l'action est insuffisante, vous pouvez augmenter jusqu'à 0^{gr},25 à 0^{gr},30 par cachet. Quand l'effet antithermique de la cryogénine est épuisé, donnez l'*acétanilide,* à la dose de 0^{gr},20 à 9 heures du matin et à midi. Reprenez ensuite l'usage de la marétine et alternez ainsi autant qu'il sera nécessaire.

Si la température se maintenait très élevée malgré l'usage des deux préparations précédentes, et si cette fièvre devenait par trop insupportable au malade, vous aurez le droit de recourir à l'*aspirine*. Je vous donne très vivement le conseil de vous limiter aux petites doses d'aspirine ; un cachet de 0^{gr},10 d'aspirine à onze heures et à trois heures de l'après-midi sont la plupart du temps suffisants. L'aspirine ne m'a pas semblé avoir sur la fièvre une action préventive aussi grande que celle des autres préparations, et il me paraît utile de la donner à une heure plus tardive. Vous pourrez aller jusqu'à 0^{gr},30, 0^{gr},40, sans dépasser 0^{gr},50. Sans doute vos malades auront des transpirations plus ou moins abondantes, car l'aspirine n'abaisse la température qu'en raison même de cette sudation ; aussi devrez-vous ne pas trop prolonger son emploi chez les malades très cachectiques.

Il y a intérêt à changer les antipyrétiques, comme il y

a intérêt à changer les médicaments dans la médication générale des tuberculeux. M. Guinard a vu que, lorsque l'accoutumance à un antipyrétique est établie et qu'on change de médicament, même quand le second médicament est moins actif que le premier, l'abaissement de température est ordinairement plus considérable.

Tel est, Messieurs, l'exposé de la médication générale et symptomatique dans le traitement pratique de la tuberculose pulmonaire. Vous excuserez la longueur de cette conférence ; mais l'intérêt du sujet ne m'a pas permis de la raccourcir.

V

L'AÉROTHÉRAPIE ET LES CURES HYDRO-MINÉRALES

L'aérothérapie.

Danger de l'air des villes infecté bactériologiquement, chimiquement et privé d'ensoleillement.

Il n'existe pas de climat spécifique de la tuberculose. — La posologie du climat.

Le climat marin ; avantages et inconvénients. — Le climat de la Manche et de l'Atlantique.

Le climat méditerranéen ; ses éléments. — Ses stations climatiques. — Indications et contre-indications.

Le climat d'altitude ; ses éléments. — Indications et contre-indications.

La cure sédative de Pau et de Cambo.

Les climats artificiels. — L'air raréfié et l'air comprimé. — La diète d'oxygène et la diète respiratoire. — L'aérostathérapie.

La cure fermée du sanatorium. — Les sanatoria de France. — La cure libre ; la cure libre dans le climat marin.

Les cures hydro-minérales.

L'action des eaux minérales mise en évidence par les progrès de la chimie physique.

Les eaux nuisibles aux tuberculeux pulmonaires. — Les eaux favorables; cures sulfureuses et arsenicales.

Les eaux sulfurées calciques : Allevard, Enghien, Pierrefonds.
Les eaux sulfurées sodiques : Eaux-Bonnes, Cauterets, Ax-les-
  Thermes, Luchon, Challes, Amélie-les-Bains.
Les eaux arsenicales : La Bourboule et le Mont-Dore.
Saint-Honoré-les-Bains.

Messieurs,

Je continuerai aujourd'hui le traitement pratique de la
tuberculose pulmonaire en vous parlant de l'aérothérapie
et des cures hydrominérales.

La *cure d'air* est aussi indispensable dans le traitement
de la tuberculose pulmonaire que la cure d'hygiène, la
cure d'alimentation supplémentaire et la médication.

Dans le cas de bacillose ouverte, le tuberculeux est porteur d'une plaie pulmonaire qu'il faut traiter d'après les règles
ordinaires des plaies chirurgicales. On applique à celles-
ci l'asepsie, c'est-à-dire que, par un pansement occlusif
et bien fait, on empêche les microbes de l'extérieur d'envahir la plaie, de la souiller et d'y déterminer des infections secondaires. On doit faire de même pour une plaie
pulmonaire. Mais il est impossible d'empêcher l'air infecté d'arriver jusqu'aux alvéoles, en raison de la moindre
résistance du sujet et de la perte de ses moyens de défense, par suite de la bronchite et de la trachéite toujours

concomitantes. L'idéal serait de faire respirer au tuberculeux de l'air stérile, ou de l'air stérilisé. Cette méthode n'est pas encore entrée dans la pratique ; elle pourra peut-être devenir applicable, grâce aux recherches intéressantes de M. Bernheim sur son mode de réalisation. Jusque-là, il faut faire respirer aux bacillaires un air contenant peu ou pas de microbes et un air non vicié chimiquement.

L'air des villes ne saurait convenir en aucune façon, car il est *vicié* au point de vue microbien et au point de vue chimique.

Voyons la quantité de microbes contenus dans l'air de Paris.

Il existe un nombre considérable de bactéries dans chaque mètre cube d'air parisien. On trouve 500 bactéries au sommet du Panthéon ; 5 500, rue de Rivoli ; 40 000, près de l'Hôtel-Dieu, et ici, à l'hôpital de la Pitié, 70 000 bactéries par mètre cube d'air. A la campagne, les bactéries sont beaucoup moins nombreuses ; dans les pays d'altitude, leur quantité diminue avec la hauteur pour tomber à zéro ; à la mer, elle diminue également au fur et à mesure qu'on s'éloigne du rivage pour tomber aussi à zéro au centre des océans.

Au point de vue chimique, l'air des villes est vicié par les exhalaisons, par l'oxyde de carbone de tous les foyers de combustion pour le chauffage, pour l'entretien de la force motrice, et, par tous les gaz échappés des moteurs d'automobiles ; dans certaines rues, à certains jours, quand il n'y pas de vent, ces gaz créent une atmosphère extraordinairement riche en oxyde de carbone. L'air des villes est vicié par l'acide carbonique, émis dans la respiration des personnes et des animaux qui y vivent et diminué par la rareté des plantes et des végétaux qui y poussent. L'air des villes contient, en plus, d'après les recherches de M. Henriet, toute une série de corps nocifs comme l'acide formique, la formaldéhyde, l'acide sulfureux, tous corps solubles dans l'eau et maintenus dans l'air grâce à la condensation de l'eau : dans l'air des villes, l'ozone disparaît presque toujours.

En plus de sa viciation bactériologique et chimique, l'air des villes présente un autre grand défaut. Il n'est pas *ensoleillé*. L'ensoleillement diminue à cause des fumées et des brouillards. Paris n'a que 1 597 heures d'ensoleillement par an et ne reçoit que 36 pour 100 de la lumière qu'il pourrait recevoir. Il faut tenir compte aussi de l'étroitesse des cours et de la hauteur des maisons. Dans ses recherches extrêmement intéressantes, M. Paul Juillerat a bien montré qu'au point de vue social, la tuberculose était la maladie de l'obscurité, les maisons privées de soleil comptant le maximum de décès par tuberculose.

Pour toutes ces conditions, l'air des villes ne saurait

convenir à un tuberculeux. Il faut à ce dernier un climat où l'air ne soit souillé ni bactériologiquement, ni chimiquement. De plus, l'air des villes ne contient pas la quantité normale des nouveaux gaz qui paraissent avoir une action sur l'organisme, comme l'argon, le néon, le krypton, le xénon et l'hélium, résultant de la désagrégation du radium.

Peut-on aller plus loin, peut-on dire qu'il existe un climat *spécifique* de la tuberculose? Eh bien, non, il n'existe pas de climat spécifique de la tuberculose. On améliore partout les tuberculeux par la cure d'air, aussi bien à la plaine, à la montagne, à la mer, que dans le climat méditerranéen. En préconisant l'altitude comme spécifique de la tuberculose, on s'est mépris. S'il y avait autrefois peu de tuberculeux dans les pays d'altitude, cela tenait à l'absence de contagion ; mais dès qu'on a transporté les bacillaires dans les stations élevées, la tuberculose y est devenue aussi commune qu'en plaine, et elle y cause les mêmes ravages. Dans certaines localités du Jura où l'industrie s'est développée, on trouve un nombre de tuberculeux égal à celui des villes industrielles des plaines, souvent même un nombre plus grand, en raison des mauvaises conditions d'hygiène des habitants se claustrant pendant les froids, l'hiver, dans des locaux encombrés et contaminés. Dans le climat méditerranéen, la même observation peut être faite. Bien que le climat de Nice ait une influence prophylactique à l'égard de la tuberculose pulmonaire, « celle-ci, dit M. Baréty, n'épargne pas les indigènes. On peut dire toutefois qu'elle est rare parmi eux, et on peut noter que, lorsqu'elle s'y montre, c'est ordinairement dans la classe pauvre, mal logée et mal nourrie » (*Congrès de climatothérapie* de Nice, 1904).

Si je vous dis qu'il n'existe pas de climat spécifique de la tuberculose, c'est pour vous montrer qu'on peut faire la cure d'air partout.

Il y a toutefois une certaine *posologie* du climat qu'il est indispensable de connaître, car le climat se dose comme un véritable médicament, et M. Sardou a eu raison de dire : « Bien des organismes ne supportent pas plus facilement une trop forte dose de stimulation climatique qu'une trop forte dose de digitale ou d'aconit » (1). Messieurs, certaines conditions sont indispensables aux climats, quels qu'ils soient. C'est d'abord une sécheresse relative, une perméabilité suffisante du sol, l'abri contre le vent et l'exposition en pleine lumière, la plus ensoleillée possible. Ces qualités réunies permettent de réaliser la cure d'air partout. Je l'ai faite, il y a quelques années, en

(1) Sardou. La posologie du climat, *Presse médicale*, 14 août 1907, p. 517.

installant, dans les environs de Paris, une malade tuberculeuse qui a parfaitement guéri. Mais des climats spéciaux sont indiqués plus que d'autres, quand les malades sont en état d'être transportés loin de chez eux. Ces climats sont : le *climat marin,* le *climat méditerranéen,* et le *climat d'altitude.*

Examinons ces divers climats. Je ne parlerai ici que de la climatologie française, pour ne pas agrandir démesurément le cadre de cette conférence.

Le *climat marin* a été étudié dans un livre très intéressant de M. Lalesque : *La mer et les tuberculeux* (Paris, 1904).

C'est un climat doué d'une certaine humidité, en raison de la nappe d'eau marine. Il y pleut assez souvent ; il est parcouru par les vents océaniens ; la pression barométrique y est à son maximum, et cependant ce climat jouit d'une grande stabilité thermique, à cause de la température moyenne de cette grande masse d'eau. Ce climat contient du chlorure de sodium, non pas tant qu'on a voulu le dire, mais il en renferme un peu, ainsi que des traces d'iode et d'ozone. Au point de vue microbien, il est d'une pureté remarquable. Voilà, rapidement esquissés, les éléments du climat marin.

Permettent-ils à ce climat d'avoir des avantages ou des inconvénients sur la marche de la tuberculose pulmonaire ?

Beaucoup de médecins redoutent encore l'action du climat marin sur la tuberculose pulmonaire, et les discussions sont loin d'être closes sur cette délicate et importante question. Les opinions les plus divergentes ont été soutenues au Congrès de Biarritz, en 1903, le Dr Legrand disant que la cure marine est absolument contre-indiquée dans la tuberculose pulmonaire, et M. Lalesque, soutenant qu'elle donne les meilleurs résultats. La question a été reprise par M. Guinon, dans un très beau rapport, au Congrès de climatothérapie d'Arcachon, en 1905, et M. Guinon conclut, de toute son étude, que ce qui convient aux tuberculeux, c'est le *climat marin atténué.* L'atténuation résulte d'une latitude plus faible et de certaines dispositions locales, mettant l'habitation à l'abri du vent, grâce à un écran protecteur, comme une montagne ou une forêt. L'atténuation se manifeste encore par la diminution de la violence du flot ; elle est réalisée par l'échancrure de la côte, telles que baies, criques ou bassin profond.

Après ces considérations préliminaires, nous allons examiner le climat de la Manche, le climat de l'Atlantique et le climat de la Méditerranée. J'insisterai sur ce dernier, qui ne ressemble en rien au climat marin ordinaire.

Le *climat de la Manche* est favorable aux tuberculeux mous et lymphatiques. Toutes les stations échelonnées entre Dunkerque et Brest ont les indications suivantes :

Les prédisposés à la tuberculose constitutionnelle et héréditaire, les malades atteints de phtisie scrofuleuse avec ganglions, les tuberculeux pulmonaires chroniques à la première période. Il faudra éloigner de ce climat les phtisiques atteints de lésions profondes et étendues, les formes torpides et éréthiques.

Les stations du *littoral de l'Atlantique* ont des indications inverses. Leur climat est plutôt favorable au terrain tuberculeux éréthique et congestif. Elles sont désignées pour les prédisposés constitutionnels et pulmonaires, pour la phtisie scrofuleuse, la tuberculose pulmonaire chronique à ses trois périodes, la pneumonie caséeuse dans la période de trêve, les formes fébriles et la forme hémoptoïque. Les contre-indications s'étendent aux formes lentes en non-activité, à la granulie, à la cachexie tuberculeuse caverneuse, aux phtisiques avancés dont personne ne veut et qui sont rejetés comme des parias hors de toutes les cures. Toutefois, M. André Claisse a fait voir récemment que Biarritz, particulièrement, ne saurait convenir aux tuberculeux pulmonaires, qui sont pris facilement d'accidents congestifs dans cette station (1) ; il lui préfère résolument Arcachon, une de nos grandes stations françaises de phtisiothérapie, puis Hendaye et Saint-Jean de Luz.

____

(1) ANDRÉ CLAISSE. *Le climat marin à Biarritz*, 1907.

Le *climat méditerranéen* est un climat spécial, particulier, et vous me permettrez de dire quelques mots de sa composition.

Les éléments de ce climat sont multiples. C'est d'abord un régime particulier de vents, déterminé par une ossature de montagnes formées par les derniers remparts et les derniers contre forts des Alpes. Celles-ci dessinent une sorte d'éventail qui protège des vents du Nord toute la région méditerranéenne française, depuis Hyères jusqu'à Vintimille, et la met à l'abri de la bise froide. Cette région est exposée aux vents du Sud, aux vents d'Est qui amènent en général la pluie, et au vent d'Ouest, le mistral, vent sec, violent et froid, qui prend naissance dans la vallée du Rhône, et qui arrive atténué dans les stations méditerranéennes, en raison des différentes montagnes rencontrées sur sa route et qui brisent son action. En plus de ces vents, le climat est parcouru par la brise de mer et par la brise de terre. Il est protégé contre les vents du Nord froids, et il est exposé au plein soleil, la luminosité et l'intensité de la radiation solaire formant avec sa protection contre les vents du Nord une de ses meilleures qualités. Ce climat est relativement sec. La sécheresse, la luminosité et la chaleur forment les plus grands de ses avantages. Ses inconvénients tiennent au mistral, aux poussières et à la radiation solaire. J'ai montré au *Con-*

grès de climatothérapie de Nice, en 1904, comment on pouvait parer à ces légers inconvénients qui ne sauraient entrer en comparaison avec les grands avantages qu'ils présentent (1).

Cette région offre une très grande variété de stations climatiques.

Il y a d'abord toute une série de stations qui sont échelonnées sur la côte, depuis Hyères jusqu'à Vintimille et qui sont : Hyères, Sylvabelle, Saint-Tropez, Saint-Maxime, Saint-Raphaël, Cannes et Le Cannet, Juan-les–Pins, le Cap d'Antibes, Nice, le Cap Ferrat, Beaulieu, le Cap d'Ail, Monaco, Monte-Carlo, le Cap Martin et Menton. De plus, on trouve des villes assez distantes de la mer, comme Grasse, située à 300 mètres d'altitude et à 14 kilomètres de la mer à vol d'oiseau, bien abritée, et comme Vence, située à 10 kilomètres de la mer, très abritée également. Enfin, il existe des stations d'altitude, comme Saint-Vallier, comme Thorenc, élevée de 1250 mètres, où l'on pratique les sports d'hiver à trois heures de la côte d'Azur, comme les Moulinets, élevés de 800 mètres, comme Saint-Martin de Vésubie et Peira Cava, élevés l'un de 1 000 et l'autre de 1 500 mètres au-dessus de la région de Menton.

(1) Louis RÉNON. Influence du climat méditerranéen sur la tuberculose et les tuberculeux, *Congrès de Climatothérapie,* Nice, avril 1904.

Je rapprocherai du climat méditerranéen, le climat de la Corse qui présente une station marine de premier ordre, comme Ajaccio admirablement située, au fond d'un golfe merveilleux et une cure d'altitude comme Vizzavona, à 1 200 mètres au-dessus de la mer. Je signalerai aussi le climat de l'Algérie, où l'on peut faire la cure d'air à Mustapha et à Biskra.

Le climat méditerranéen a une action tonique et stimulante nette. Ses *indications* sont précisées surtout depuis les travaux de MM. Barety, Guiter et Sardou au Congrès de Nice de 1904.

Ce climat est indiqué chez les candidats à la tuberculose, chez les tuberculeux du premier et du second degré, chez les lymphatiques, blancs, pâles, blafards et chez ceux qui ne sont pas fébricitants ou à peine fébriles. Il convient plus particulièrement à la tuberculose des gens âgés ou ayant dépassé la première moitié de la vie. Comme me le disait Daremberg, la Riviera peut réclamer presque tous les tuberculeux âgés de 35 ans et au-dessus ; chez les plus jeunes, il faut faire une sélection, car ce sont surtout les formes torpides qui en retireront le plus grand profit.

Le climat est *contre-indiqué* dans la tuberculose avancée, dans la tuberculose cachectique, dans la bacillose congestive avec fièvre continue et hémoptysies fréquentes, dans la tuberculose des nerveux hyperexcitables. Cependant, les malades atteints d'hémoptysies peuvent trouver bénéfice au séjour de Cannes, en raison, dit Daremberg, de la légère humidité entretenue dans certaines parties de cette station par son sous-sol de gneiss. Souvent, les hémoptysies sont dues plus à des infractions aux règles de l'hygiène individuelle qu'aux éléments éréthiques du climat.

Si vous voulez des indications et des contre-indications *plus précises* encore, vous pouvez les trouver dans l'excellent rapport de M. Guiter, au Congrès de Nice de 1904.

« Les indications, dit Guiter, s'étendent à un grand nombre de tuberculeux pulmonaires. Nombre de malades porteurs de lésions avancées, qui ne pourraient sans péril faire de la cure d'altitude, peuvent maintenir sur le littoral pendant de longues années leur santé ébranlée. Toutes les formes de la phtisie torpide s'améliorent aux stations de la Riviera : d'autre part, il serait injustifié d'en éloigner indistinctement les tuberculeux arthritiques qui, sous réserve de précautions plus sagement observées, d'une hygiène alimentaire plus sévère, parfois d'un éloignement plus grand de la zone maritime, peuvent bénéficier d'un climat sec, accélérateur des échanges nutritifs et favorable aux diverses manifestations de leur diathèse. Nous considérons comme particulièrement justiciables de la cure libre de la Riviera :

« 1° La tuberculose des gens âgés ou ayant dépassé la première moitié de la vie ;

« 2° La tuberculose pulmonaire infantile ;

« 3° La tuberculose pulmonaire compliquée de manifestations locales, cutanées, ganglionnaires, articulaires, osseuses et de lésions génitales.

« Par contre, il ne faut rien espérer de ce climat pour les tuberculeux déjà cachectiques, à résistance vitale effondrée.

« Il faut l'interdire :

« 1° A la phtisie aiguë ;

« 2° A la phtisie à marche rapide ;

« 3° A la tuberculose évoluant par poussées phlegmasiques, à intervalles assez rapprochés ;

« 4° A la tuberculose avec éréthisme marqué, à poussées congestives et bronchitiques répétées chez certains arthritiques particulièrement impressionnables ;

« 5° A la tuberculose compliquée de manifestations diverses des neuro-arthritiques hyperexcitables, quoique la tolérance s'établisse parfois pour eux avec l'installation loin de la plage et en tenant compte de ce fait que, lorsque les manifestations névrotiques ont pour cause première le surmenage, les fatigues mondaines, la vie artificielle des grandes villes, le vie au grand air peut suffire pour rendre à ces malades le calme et l'équilibre perdus ;

« 6° A la phtisie laryngée à sa période ulcéreuse.

« Quant aux principaux signes de la tuberculose pulmonaire, ni la fièvre, ni l'hémoptysie ne constituent de contre-indications pour le séjour du littoral. Certains troubles biliaires et digestifs, presque toujours évitables, peuvent forcer un petit nombre de malades à abréger au printemps la durée de leur cure. »

En dehors de cette action physique, réelle, le climat méditerranéen a une action morale considérable, grâce à la griserie de la lumière et à la splendeur de la nature, avec la beauté des teintes délicatement nuancées et des soleils couchants.

Voilà les principales indications et contre-indications du climat méditerranéen.

Peut-on aller plus loin, et *spécialiser* les stations du littoral ?

Ce serait un grand service à rendre aux médecins praticiens qui s'en tiennent à la vague formule « du Midi », laissant aux malades eux-mêmes le soin de choisir leur station depuis Hyères jusqu'à Menton. Les malades se placent à leur guise, souvent dans des conditions mauvaises d'habitation, d'où des déceptions cruelles dont on accuse injustement le climat. Malgré toutes mes recherches, j'ai pu me convaincre que, dans l'état actuel de la climatologie médicale, il était impossible de pouvoir se prononcer sur cet intéressant sujet. Mais il est une précaution indispensable à prendre dans le climat méditer-ranéen ; les malades ne doivent, à aucun prix, suivre seuls leur traitement ; il faut qu'ils reçoivent l'aide cons-tante et les conseils de nos confrères de la station. Le médecin seul est capable de dire si l'emplacement choisi est favorable ou non, puisqu'il existe de très grandes dif-férences de climat dans les divers points de la même loca-lité. Quand j'envoie un malade dans une station méditer-ranéenne, j'ai l'habitude de lui dire : Descendez d'abord dans un hôtel, puis voyez le confrère auquel je vous adresse. C'est lui qui, d'après les indications de votre état, vous désignera l'endroit de la ville où vous pourrez demeurer près de la mer, loin de la mer, dans une situation abritée ou découverte, etc.

C'est là, Messieurs, une condition indispensable au succès de la cure.

Puis, il faudra régler les heures des sorties, et l'itiné-raire des promenades. Il en est de même de la possibilité de la sortie selon l'état du vent ou de l'atmosphère. Dans tous les climats, mais surtout dans le climat méditerranéen, les malades devront consulter le baromètre, le thermo-mètre et l'hygromètre. Daremberg insistait avec raison sur l'influence de l'état hygrométrique ; si l'air était trop sec, il le rendait humide, soit en faisant bouillir de l'eau, soit en faisant étendre des linges mouillés dans la chambre. Les conseils du médecin sont utiles aussi pour les précautions à prendre au moment du coucher du soleil. En un mot, le malade ne peut tirer un sérieux profit de sa cure que s'il est sous la *direction complète* de son médecin, et je me range complètement à ce sage avis de M. Chuquet : « Le climat ne sera utile que si le malade en fait un bon emploi et s'il suit les préceptes suggérés par une longue expérience » (*Congrès de Cannes*, 1907).

Le *climat d'altitude* utilise dans le traitement de la tuberculose pulmonaire des altitudes qui varient de 700 à 1800 mètres.

Les éléments du climat d'altitude sont les suivants : la diminution plus ou moins considérable de la pression atmosphérique, l'abaissement de la température, la grande sécheresse, la grande luminosité due à la réflexion de la lumière sur la neige et la pureté remarquable de l'air. Dans ce climat, par suite de la raréfaction de l'oxygène, et de l'apparition de l'acapnie, le malade, pour maintenir ses échanges respiratoires, doit précipiter ses mouvements de respiration. En même temps, il est pris d'une polyglobulie périphérique.

Quelles sont, avec ces éléments, les indications de la cure d'altitude ?

Pour beaucoup, il aurait toutes les qualités, et certaines

stations d'altitude réclament tous les tuberculeux, à l'exception toutefois des tuberculeux cachectiques, que personne ne se soucie de soigner. La formule me paraît un peu trop simple. En général, les formes torpides se trouvent bien du climat d'altitude, ainsi que les tuberculeux en état d'éréthisme modéré. La grande contre-indication de l'altitude, c'est le nervosisme du malade, son éréthisme, sa tendance à la congestion aiguë et aux hémoptysies. Dans tous les cas, si vous conseillez le séjour à la montagne, recommandez soigneusement à vos malades de procéder à leur montée par étapes progressivement élévées, et de ne pas passer en quelques heures d'une altitude de 200 mètres à 1800 mètres ; vous éviterez les congestions suraiguës qui peuvent se produire en pareil cas.

La cure d'altitude doit-elle s'effectuer pendant l'été ou pendant l'hiver ?

La question a été très discutée ; j'estime qu'on peut la résoudre dans un sens comme dans l'autre. Cependant le malade doit effectuer son voyage en dehors de la période de la chute et de la fonte des neiges, pour ne pas s'acclimater à une époque des plus mauvaises, quand les conditions climatériques sont temporairement changées.

Messieurs, je dois vous dire encore un mot de la cure sédative de Pau et de la cure de Cambo.

Le *climat de Pau* est composé des éléments suivants :
le calme absolu de l'atmosphère, l'absence de vents,
l'abondance des pluies, et le minimum de variations
thermiques. Il en résulte une action sédative remarquable,
comparée à celle du bromure de potassium. L'atmosphère
« cotonneuse » de Pau calme les éréthiques, les nerveux,
toutes les personnes excitables. L'indication majeure de
ce climat dans la tuberculose pulmonaire, c'est l'état congestif, la tendance aux hémoptysies. Par contre, les formes
torpides, loin d'être améliorées à Pau, ne tirent aucun profit
de ce séjour qui les aggrave souvent.

Le *climat de Cambo* est comparable à celui de Pau ; il
est parfait pour les nerveux et pour ceux qui ne se trouvent pas bien au bord de la mer.

Tel est, Messieurs, l'exposé succinct des cures climatiques dans la tuberculose pulmonaire. Elles ont surtout
pour but, en dehors de leur action stimulante ou cal-
mante, d'assurer aux malades la respiration d'un air non
vicié chimiquement et exempt d'un nombre trop considérable de bactéries.

Il est permis de se demander si l'on ne pourrait pas
réaliser *artificiellement* des climats de ce genre.

En diminuant, sous une cloche, la pression atmosphérique, en faisant venir un courant d'air filtré sur de

l'ouate qui le stérilise, on pourrait réaliser des conditions analogues à celles du climat d'altitude. Cette méthode a été jadis utilisée dans la pratique, ainsi que la méthode de l'air comprimé. M. Dupont a essayé, pour diminuer l'intensité des combustions respiratoires du tuberculeux, — combustions bien mises en lumière par les travaux du Pr Albert Robin, — M. Dupont, dis-je, a essayé les inhalations d'acide carbonique. C'est d'ailleurs, l'acide carbonique qui, depuis les travaux de M. Mosso sur l'acapnie, est utilisé mélangé à l'oxygène contre le mal en ballon des aéronautes, quand ils montent dans les grandes altitudes supérieures à 5 000 mètres. M. Dupont a essayé une cure intéressante, « la diète d'oxygène et la diète respiratoire » à l'aide d'inhalations d'azote (*Soc. de thérapeutique*, 26 nov. 1905). Répétées plusieurs fois par jour, ces inhalations, en dehors de leur action moins comburante, calment la toux, comme on le voit dans la cure espagnole de Panticosa.

On a été plus loin dans l'aérothérapie, et, tout récemment, M. Christian Beck a préconisé à l'*Académie des Sciences*, le 25 novembre 1907, la cure d'altitude en ballon, l'*aérostathérapie*. M. Christian Beck préconise l'emploi de ballons captifs, pouvant s'élever jusqu'à 800, 1000 et 2 000 mètres, qui permettraient d'individualiser l'altitude, et de localiser la cure selon l'état du temps. Le procédé ne paraît pas applicable de longtemps dans la pratique, car il est très difficile pour un ballon captif de s'élever au-dessus de 400 mètres. L'impression exquise de calme, de quiétude, d'immobilité, l'absence de tout vertige que l'on constate en ballon libre et même en ballon captif à la montée, n'existent plus à la descente, pendant laquelle les secousses du câble impriment à la nacelle des mouvements très désagréables.

Il y a plus. En lisant une excellente et récente thèse de M. Jacques Soubies (Paris, octobre 1907) sur la *Physiologie de l'aéronaute*, on se rend compte des dangers d'une cure en ballon dans la tuberculose, dangers pour les formes congestives, à cause des hémoptysies, dangers pour les autres formes, à cause de la brièveté du séjour et de la fatigue de la descente. Il y a aussi un danger d'intoxication par le gaz, lorsque le ballon ne porte pas une ou plusieurs ouvertures au niveau de la nacelle ; celles-ci exposeraient les tuberculeux à des courants d'air très nocifs.

M. Soubies préconise la cure de ballon dans les névroses et dans la psychasthénie, mais elle ne lui paraît pas applicable à la tuberculose pulmonaire.

Effectuée en plaine, à la mer, dans la région méditerranéenne ou dans un pays d'altitude, la cure d'air peut se faire de deux façons différentes, soit en cure fermée, soit en cure libre.

La cure fermée, c'est la cure de *sanatorium*. Pendant longtemps on a vanté ses avantages d'une telle façon que, en dehors du sanatorium, il paraissait impossible de traiter un tuberculeux. Aujourd'hui, on tombe peut-être dans l'excès contraire, et on accuse le sanatorium d'une série de méfaits qui sont loin d'être tous prouvés. Si, en 1902 et depuis, je me suis élevé, dans différentes publications, contre l'omnipotence du sanatorium, je dois dire, en toute sincérité, que la cure fermée du sanatorium a, comme la cure libre, ses indications particulières, donnant parfois d'excellents résultats. Certains malades doivent être traités comme des enfants indisciplinés, et, comme on met ces derniers, dès leur jeune âge, au collège ou en pension, on doit confier à la cure fermée, ces tuberculeux d'une indépendance désespérante qui ne veulent en faire qu'à leur guise et dédaignent les conseils les plus utiles. J'ai vu guérir dans les sanatoria tel malade que la cure libre n'avait pu améliorer. Le traitement du sanatorium s'applique encore fort bien aux malades qui ne peuvent effectuer la cure libre, toujours plus onéreuse. Je vais vous énumérer les sanatoria de France, les sanatoria populaires et les sanatoria privés. Parmi les sanatoria populaires, je vous citerai : Le sanatorium Villemin, à Angicourt, dirigé par le Dr Küss, le sanatorium de Bligny, en Seine-et-Oise, dirigé par le Dr Guinard, le sanatorium de Chécy, dans le Loiret, dirigé par le Dr Debienne, le sanatorium d'Hauteville, dans l'Ain, dirigé par le Dr Dumarest, le sanatorium de Lay-Saint-Christophe, en Meurthe-et-Moselle, dirigé par le Dr Nilus, le sanatorium de Montigny-en-Ostrevent, dans le Nord, dirigé par le Dr Jouvenel, le sanatorium d'Ormesson, dirigé par le Dr Vaquier, le sanatorium de Pessac, dans la Gironde, dirigé par le Dr Magne, le sanatorium de Rouvray, dans la Seine-Inférieure, dirigé par le Dr Coloni, le sanatorium de Sainte-Feyre, dans la Creuse, dirigé par le Dr Berthelon.

Les sanatoria privés sont aussi nombreux. Parmi ceux-ci je vous citerai : Le sanatorium de Durtol, dans le Puy-de-Dôme, dirigé par le Dr Sabourin, le sanatorium de Trespoëy, à Pau, dirigé par le Dr Crouzet, le sanatorium des Pins, à la Motte-Beuvron, dans le Loir-et-Cher, dirigé par le Dr Hervé, le sanatorium de Bellecombe, à Hauteville, dans l'Ain, dirigé par le Dr Quinson, le sanatorium de Beaulieu, à Cambo, dans les Basses-Pyrénées, dirigé par le Dr Hamant, le sanatorium d'Aubrac, dans l'Aveyron, dirigé par le Dr Saunal, le sanatorium d'Avon-Fontainebleau, dirigé par le Dr Salivas, le sanatorium de Birmandreïs, à Alger, dirigé par le Dr Verhaeren, le sanatorium de la Mantega, à Nice.

Dans tous les autres cas la *cure libre* me paraît préférable. Elle donne d'excellents résultats chez les malades qui veulent bien se plier aux prescriptions hygiéniques de chaque instant et qui ont une famille intelligente, dévouée et bien éduquée pour les soigner.

M. Guiter a fait au Congrès de Nice de 1904, une très belle étude de la cure libre, cure de choix dans le climat méditerranéen. Un malade docile peut, sous la direction constante d'un médecin instruit, tirer un grand bénéfice de cette cure.

La cure fermée, comme la cure libre, peut se faire dans tous les climats. M. Lalesque a insisté beaucoup sur la *cure libre dans le climat marin* ; il a montré les grands avantages des voyages en mer, non pas sur les paquebots rapides, où l'espace est mesuré et où les conditions de vie intensives ne sauraient s'allier avec le calme indispensable aux tuberculeux, mais sur les bateaux à voiles. En mettant un mois pour aller de Bordeaux à Cette, M. Lalesque a vu un de ses malades faire une cure des plus profitables ; personnellement, j'ai vu des malades faire des cures de bateau de plusieurs mois avec des résultats très intéressants.

Sur les bords de la mer, on peut utiliser la cure de barque, le malade étant allongé sur de petites barques ancrées près du rivage, la tête protégée des rayons solaires par une ombrelle ou par une tente. On peut faire la cure de repos le long du rivage, la cure de hamac, de cabine, de paravent, d'abri.

*
* *

Après avoir traité de l'aérothérapie, je vais maintenant vous parler de l'emploi des *cures hydro-minérales* contre la tuberculose pulmonaire.

Utilisées jadis par les anciens médecins, ces cures furent délaissées lors de l'apparition de la cure d'air dans le traitement de la phtisie, et au moment du développement des sanatoria. On pensa même que le séjour dans un air non contaminé, au repos, loin des fatigues et des préoccupations des villes, avait été la seule raison de la vogue des stations d'eaux dans la bacillose, et un *scepticisme* dédaigneux régna et règne encore sur leur action. C'est là une erreur qu'il importe de relever. Les eaux minérales ont sur la tuberculose, comme sur toutes les affections, une action indiscutable, qui s'exerce autant en bien qu'en mal, selon le respect ou le mépris d'indications thérapeutiques qui demandent à n'être pas violées. L'effet thermal ne résulte pas seulement de la composition chimique de l'eau, mais encore de son action physique, bien mise en lumière par les récents progrès de la chimie physique.

Considérez l'eau la moins minéralisée de France, l'eau de Bagnoles-de-l'Orne, par exemple, qui contient par litre, 0,0754 seulement de matières salines. Comme substances chimiques actives, nous ne trouvons, dans cette eau, que $0^{gr},013$ de silice, $0^{gr},016$ de chlorure de sodium et $0^{gr},012$ de sulfate de soude. Tout cela paraît bien insignifiant, et, pourtant il n'existe pas d'eau plus efficace que celle-ci. Par son action élective sur le tissu veineux, elle liquide les œdèmes stasiques dans les suites de phlébite, et elle est capable, si l'usage en est prolongé, de produire la rupture veineuse. Les traces de silice contenues dans l'eau de Bagnoles peuvent-elles avoir une action sur les œdèmes? C'est possible. Mais leur *état physique* peut en avoir aussi. Leur point cryoscopique qui est de — 0,009, selon M. Lucien Graux(1), et leur radioactivité qui est de 0,36, selon M. Moureu, de deux tiers supérieure à celle des eaux très minéralisées, comme l'eau de Vichy, peuvent peut-être rendre compte de leurs effets thérapeutiques. La radioactivité, comme le dit M. Moureu, « apporte une explication rationnelle à quelques énigmes de thérapeutique thermale » (2), mais toutes les eaux ther-

(1) Lucien Graux. *Application de la cryoscopie à l'étude des eaux minérales*, Paris, 1905, p. 99.

(2) Moureu. La radioactivité et les « gaz rares » des sources thermales, *Gazette des eaux*, 17 octobre 1907, p. 332.

males sont radio-actives, et toutes contiennent une quantité variable d'hélium ; c'est peut-être dans des énergies encore inconnues que réside leur action.

Les nouvelles recherches sur la *matière* sont capables de jeter un certain jour sur l'action des eaux minérales. Les expériences de M. Gustave Le Bon, de Rutherford, de Ramsay et Soddy, celles de Becquerel, de M. et Mme Curie, etc., ont montré que la matière se dématérialise, mettant en liberté l'énergie intra-atomique, d'où dérivent la plupart des forces de l'univers. En se dissociant, la matière produit les émanations, les ions négatifs et positifs, les électrons, les rayons cathodiques, les rayons α, β, γ, les rayons X, des gaz, comme l'hélium, dernier terme de la désintégration du radium. Ces diverses productions libèrent des énergies considérables. Voulez-vous un exemple de leur puissance ? Les parties émanées de la matière effectuent, d'après M. Curie, leur dissociation avec une vitesse de 100 000 kilomètres par seconde. La force vive d'une sphère de bronze de 3 millimètres d'épaisseur et du poids de un gramme, animée d'un mouvement de rotation d'une valeur égale à celle des particules de matière dissociée, correspond à 203 873 millions de kilogram-mètres. « C'est à peu près le travail que fourniraient en une heure 1 510 locomotives d'une puissance moyenne de

5oo chevaux-vapeurs (1). » Un trois centième de milligramme de ferment métallique, par son action catalytique, est capable, comme l'a montré le Pr Albert Robin,
de modifier complètement le terrain morbide. Les forces
contenues dans les eaux minérales sont à peine soupçon-
nées, mais, comme d'après M. Gustave Le Bon les corps
catalyseurs seraient des libérateurs d'énergie et comme les
eaux minérales seraient les termes résiduels des énergies
volcaniques, on peut prévoir qu'elles sont considérables.
La chimie physique pourra les mettre en lumière. On devra, comme le désire M. Frenkel, adopter la notation
ionique dans les tableaux d'analyses, tenir compte de l'ioni-
sation de l'air au-dessus, à l'entour des buvettes et dans
l'atmosphère de la station thermale. On devra, comme l'a
fait M. Lucien Graux, rechercher soigneusement le point
cryoscopique des eaux, puisque le Pr Albert Robin a fait
la remarque intéressante que « la pression osmotique des
eaux minérales est supérieure à celle d'une simple solution
des mêmes sels dans les mêmes proportions ». On devra,
enfin, comme l'a fait M. Moureu, rechercher la présence
des gaz rares, l'argon, le néon, l'hélium, etc., dans l'eau
minérale, ces substances étant les derniers termes de la
dissociation atomique.

(1) GUSTAVE LE BON. *L'évolution de la matière,* Paris, 1908, p. 43.

Excusez, Messieurs, tout ce long préambule. Il était indispensable pour vous montrer que l'étude théorique des eaux minérales ne fait que commencer, et que l'emploi des cures thermales dans la tuberculose ne saurait en aucune façon être comparé à une simple cure d'air. D'ailleurs, la thérapeutique thermale de demain confirmera probablement ce que la clinique nous faisait connaître depuis longtemps, et augmentera de beaucoup les applications et les indications des eaux, puisqu'on a pu très justement comparer l'action hydro-minérale à l'effet des rayons X et du radium, les mêmes éléments intervenant dans ces diverses médications.

La *clinique* nous apprend qu'il existe des eaux favorables à la tuberculose et qu'il en est de nocives.

Disons d'abord un mot de ces dernières. Parmi les eaux *nuisibles* pour les tuberculeux pulmonaires, je citerai la cure chlorurée sodique, faible ou forte. Si elle est utile dans la tuberculose locale, elle est absolument contre-indiquée dans la bacillose du poumon. N'envoyez donc pas vos tuberculeux à Bourbonne-les-Bains, à Salies-de-Béarn, à Salins-Moutiers, à Salins du Jura, à la Mouillière-Besançon et à Biarritz-Briscous. Les eaux sulfatées calciques ne sauraient convenir, non plus, dans le traitement régulier de la tuberculose, car on les a accusées de provoquer parfois des hémoptysies. Telles sont les eaux de Contrexéville, de Martigny et de Vittel. Les eaux bicarbonatées sodiques, dont le type est Vichy, ne sauraient sans danger être données systématiquement aux tuberculeux pulmonaires. Ces derniers ne devront être envoyés dans ces diverses stations qu'après mûre réflexion. Si une indication capitale, dominant toutes les autres, s'imposait, on pourrait conseiller Vichy au cas de lithiase biliaire, Contrexéville, Martigny ou Vittel au cas de lithiase rénale, les cures salines au cas d'association de tuberculoses locales, mais il faudrait prescrire de petites doses et surveiller le traitement avec la plus graude attention.

Les cures *favorables* à la tuberculose comprennent les eaux sulfureuses et les eaux arsenicales.

Examinons d'abord les *eaux sulfureuses*. Comment agit le soufre dans la tuberculose? Est-ce par une action parasiticide? La chose est peu vraisemblable. Est-ce par une action sur la nutrition générale? Le fait est plus probable. Le soufre fait partie des substances protéiques. Si l'on admet les idées de M. de Rey-Pailhade sur le philothion ou hydrure d'albumine, le soufre naissant, arrivant au contact des tissus, agit sur le philothion qui hydrogène le soufre, impressionne les cellules, augmente leur mouvement vital et leur nutrition ; le philothion aurait un rôle actif dans les hydratations intracellulaires (*Soc. de Biolo-*

gie, 3o novembre 1907). Quoi qu'il en soit, le rôle du soufre est indéniable dans la tuberculose pulmonaire. « Le soufre produit, avant tout, un effet général de stimulation et de relèvement de la nutrition, auquel vient s'ajouter une action locale, substitutive et cicatrisante. Il amende les phlegmasies, si fréquentes autour des foyers tuberculeux, et rend les tissus plus rebelles à l'envahissement bacillaire (1). » La médication sulfureuse est *indiquée* dans les formes torpides avec peu de réaction, avec une toux facile, une expectoration abondante et une fièvre rare. Au contraire, elle est contre-indiquée dans les formes éréthiques avec irritabilité du sujet, fréquence et sécheresse de la toux, poussées congestives et hémoptoïques, fièvre et excitabilité cardio-vasculaire. Il faut l'employer avec un extrême ménagement dans la tuberculose à la troisième période.

Quelles stations sulfureuses peut-on conseiller aux tuberculeux pulmonaires ?

Le choix de la station dépend de l'action un peu différente des deux sortes d'eaux que nous possédons en France, eaux sulfurées sodiques et eaux sulfurées calciques, car je ne parle ici que des eaux minérales françaises. Les eaux sulfurées sodiques, qui sont des eaux thermales ou hyper-

(1) H. Lamarque. *Du choix d'une station sulfureuse dans les Pyrénées françaises,* 1903, p. 97.

thermales, prennent naissance dans les profondeurs de la terre, et c'est à elles qu'appartiennent les eaux de la région pyrénéenne. Les eaux sulfurées calciques sont des eaux froides, qui se forment à peu de distance du sol, et sont plus minéralisées que les précédentes. A ce type d'eaux minérales appartiennent Enghien, Allevard et Pierrefonds.

Quelles sont les eaux sulfureuses préférables, les sulfurées calciques ou les sulfurées sodiques ?

Elles peuvent être utilisées selon leurs indications et leurs ressources que nous allons examiner.

Voyons d'abord les eaux *sulfurées calciques*.

Parmi ces stations, *Allevard* ($\Delta = -$ 0,095, d'après M. Lucien Graux), dans l'Isère, à une altitude de 465 mètres, est indiquée dans la tuberculose confirmée, fermée ou ouverte, à la condition d'être apyrétique ou presque apyrétique, même s'il existe des crachats hémoptoïques et de petites excavations, pourvu que l'état général soit resté satisfaisant.

Enghien ($\Delta = -$ 0,058, d'après M. Lucien Graux), en Seine-et-Oise, et *Pierrefonds,* dans l'Oise, conviennent aux formes très lentes et très torpides de tuberculose.

Examinons ensuite les indications des eaux *sulfurées sodiques*.

La première station dont je dois vous parler est celle des *Eaux-Bonnes,* située dans les Basses-Pyrénées, à une altitude de 750 mètres. La source vieille a un point cryoscopique de — 0,039, selon M. Lucien Graux. Sa radioactivité est de 0,33 et M. Moureu y a trouvé 0,613 pour 100 d'hélium. Ces eaux sont indiquées dans les formes de tuberculose chronique commune, à peu près apyrétique, la fièvre étant la grande contre-indication de leur emploi. L'indication est nette, si le malade présente un certain degré d'embonpoint, l'intégrité d'un poumon, et surtout des déterminations arthritiques, telles que la gravelle, des hémorroïdes ou de l'eczéma. Il faut, dans les indications, tenir plus compte de l'état de réaction du malade que de l'étendue des lésions, et le maximum d'indication est dans le minimum de réaction.

Les autres stations sulfurées sodiques sont moins indiquées. Parmi celles-ci, je vous citerai *Cauterets,* dans les Hautes-Pyrénées, à 930 mètres d'altitude. La source de la Raillière a un point cryoscopique de — 0,025, selon M. Lucien Graux, une radioactivité de 0,33 et contient 0,108 pour 100 d'hélium, selon M. Moureu. Je vous citerai encore Ax-les-Thermes, Luchon, Challes et Amélie-les-Bains.

Ax-les-Thermes, dans l'Ariège, à 713 mètres d'altitude, possède une source, la source Vignerie, dont la radioactivité est de 1,16 et la contenance en hélium de 0,097 o/o, d'après M. Moureu.

Luchon ($\Delta = -$0,070, d'après M. Lucien Graux), situé dans la Haute-Garonne, à 630 mètres d'altitude, la station la plus riche en sources sulfureuses de France, convient peu aux tuberculeux ; on peut observer des hémoptysies, à la suite du humage ou de l'ingestion d'eaux de la source du Pré.

Challes ($\Delta = -$0,100, d'après M. Lucien Graux), en Savoie, à l'altitude de 280 mètres, peut rendre des services dans la tuberculose pulmonaire du 1er degré, à forme scrofuleuse et torpide. Vous pouvez encore faire usage d'*Amélie-les-Bains,* dans les Pyrénées-Orientales, à 276 mètres d'altitude, où la douceur du climat permet de faire une cure sulfureuse d'hiver, ce qui est très appréciable.

La médication sulfureuse, dans la tuberculose pulmonaire, demande à être très surveillée. Il faut prescrire de très petites doses d'eau, et, s'il se présente le moindre trouble gastrique ou congestif, il faut en cesser immédiatement l'emploi.

Les *eaux arsenicales* peuvent avoir une grande importance dans le traitement de la tuberculose pulmonaire. Nous avons déjà vu l'utilité de l'arsenic dans le traitement médical de la bacillose, et on comprend que l'on ait cherché à tirer profit de l'arsenic des eaux minérales.

Il existe deux stations arsenicales en France : la Bourboule et le Mont-Dore. *La Bourboule* est située dans le Puy-de-Dôme, à 850 mètres d'altitude. Sa source Choussy a un point cryoscopique de — 0,317, d'après M. Lucien Graux. Ses indications sont très nettes, et, d'après une note qu'a bien voulu me remettre M. Pierre Maurel, on peut dire que la Bourboule convient surtout aux malades douteux, aux suspects, aux candidats à la tuberculose plutôt qu'aux arrivés. Elle convient aux lymphatiques, aux hérédo-tuberculeux, à la tuberculose à la période de germination et à la première période, à la tuberculose à évolution lente, marchant vers la cicatrisation, en un mot aux formes torpides, sans fièvre et sans hémoptysies répétées. Elle convient également aux tuberculeux à nutrition languissante, mais dont l'estomac et l'intestin fonctionnent à peu près bien.

Par contre, la Bourboule est mauvaise pour la tuberculose confirmée, à lésions avancées, pour la tuberculose ouverte, pour la tuberculose éréthique et hémoptoïque. Comme l'a dit M. le doyen Landouzy, dans une de ses intéressantes excursions du V. E. M. : « La Bourboule convient à ceux chez qui il faut prévenir la tuberculose ou l'arrêter dans ses tout premiers commencements, tandis que le Mont-Dore est pour ceux qu'il faut en guérir. Heureux ceux qui s'arrêtent à la Bourboule ! »

Ceux qui n'ont pas ce bonheur, peuvent monter, en quelques minutes, à 200 mètres plus haut, au *Mont-Dore*, situé à 1 050 mètres d'altitude. Le point cryoscopique de la source Madeleine est de — 0,100, selon M. Lucien Graux, et la radioactivité est de 0,33, d'après M. Moureu. Cette station a une action sédative et décongestive évidente. Elle agit sur la tuberculose pulmonaire confirmée, à ses différentes périodes, au cas de lésions localisées ; elle convient aux tuberculeux hémoptoïques ; mais il faut en éloigner les malades avec fièvre d'infiltration et de résorption, les tuberculeux atteints de cavernes étendues avec des hémoptysies tenant aux anévrismes de Rasmussen. Il faut interdire le Mont-Dore aux tuberculeux trop avancés, en état de déchéance trop marquée, aux malades atteints de laryngite tuberculeuse très étendue et d'autres bacilloses viscérales.

A la Bourboule, comme au Mont-Dore, on peut pratiquer la cure d'air. Dans la première station, un funiculaire conduit en quelques instants sur le plateau boisé de Charlannes, situé à 1 200 mètres d'altitude. Dans la seconde station, un funiculaire parvient en quelques minutes au parc du Capucin, dont l'altitude est de 1 300 mètres.

Il existe une station hydro-minérale française, à la fois

sulfureuse et arsenicale, dont les indications procèdent de ces deux principes, c'est *Saint-Honoré-les-Bains,* situé dans la Nièvre, à 272 mètres d'altitude, station d'eaux sulfurées sodiques, arsenicales et thermales. Le point cryoscopique est de — 0,035, selon M. Lucien Graux ; la radioactivité est de 0,1 et la teneur en hélium de 0,91 pour 100, d'après M. Moureu. Ces eaux agissent sur la tuberculose pulmonaire confirmée ; elles modifient la bronchite et les congestions péri–tuberculeuses ; elles ne provoquent pas de poussées congestives et d'hémoptysies. Toutefois, cette cure ne vaut rien dans les cas fébriles et dans les hémoptysies de la période des cavernes.

Tel est, messieurs, l'exposé succinct de la médication hydro-minérale dans la tuberculose pulmonaire. Je terminerai par un conseil important. N'envoyez vos malades aux eaux, aux eaux sulfureuses comme aux eaux arsenicales, que dans les périodes d'accalmie, et jamais dans les périodes de poussées ou d'aggravation.

VI

LES FORMES DE LA TUBERCULOSE ET LES ÉTATS PHYSIOLOGIQUES

Les formes de la tuberculose.

La forme typhoïde et la forme suffocante de la granulie. — Indications thérapeutiques.

La pneumonie caséeuse et la phtisie galopante. — Indications thérapeutiques.

Les formes scrofuleuses, torpides, hémoptoïques, fébriles, la phtisie fibreuse. — Indications thérapeutiques.

La tuberculose et les états physiologiques.

La tuberculose du premier âge, de la seconde enfance, du vieillard. — Indications thérapeutiques.

La tuberculose de la femme. — La tuberculose de la puberté et la tuberculose de la ménopause. — Indications thérapeutiques.

La tuberculose et la grossesse, la tuberculose après l'accouchement. — Les travaux du Pr Bar permettent de comprendre l'évolution de la tuberculose pendant la grossesse.

Les fœtus issus de mères tuberculeuses.

Considérations pratiques sur la tuberculose et la grossesse. — Le mariage des enfants de parents tuberculeux. — Le traitement des femmes enceintes tuberculeuses. — Soins à donner aux enfants de parents tuberculeux. — L'œuvre du Pr Grancher.

Messieurs,

Jusqu'ici, dans ces conférences sur le traitement pratique de la tuberculose pulmonaire, nous avons envisagé un cas moyen de bacillose, et nous avons examiné les procédés que tout médecin praticien peut mettre en œuvre pour le combattre utilement.

Aujourd'hui, en vous parlant des formes de la tuberculose et des états physiologiques, je désire vous montrer comment le traitement doit s'adapter à telle forme de la maladie et à tel état physiologique. Je vais essayer, autant que faire se pourra, d'individualiser le traitement, pour ainsi dire.

Examinons d'abord les *formes* de la tuberculose.

D'après l'opinion classique, on divise les formes de la tuberculose en formes aiguës et en formes chroniques. Les formes aiguës comprennent la granulie, la pneumonie caséeuse et la phtisie galopante, tuberculose aiguë broncho-pneumonique, tuberculose ulcéreuse aiguë, qu'on peut ranger aussi parmi les formes chroniques,

Passons en revue le traitement dans chacune de ces formes. Sachez d'abord que votre malade n'a presque aucune chance de guérir, sauf peut-être dans la pneumomie caséeuse et dans la phtisie galopante, si vous pouvez arriver à ralentir la rapidité de l'allure morbide, et à transformer la bacillose aiguë en tuberculose chronique commune. De tels faits existent. Ils sont malheureusement l'infime exception. Aussi tous vos efforts doivent-ils tendre à retarder l'évolution de la maladie.

Quel sera le traitement pratique d'un cas de *granulie*?

La granulie se présente cliniquement sous deux formes principales, la forme typhoïde et la forme thoracique, encore appelée forme suffocante, asphyxie aiguë de Graves. Examinons séparément les indications thérapeutiques de ces deux formes.

Dans la *forme typhoïde*, il faut d'abord s'assurer bien du diagnostic, pour ne pas s'exposer à traiter le malade comme un typhique. Dans le cas de doute, il faut faire pratiquer le séro-diagnostic et même recourir à l'ensemencement du sang. Si l'on est assuré d'être en présence d'une granulie, on doit renoncer à la cure d'air, car on ne peut déplacer le malade. Il faut rigoureusement mettre en pratique les règles d'hygiène générale énoncées dans la deuxième conférence, et alimenter convenablement le malade à l'aide du régime lacté, des décoctions de céréales, des œufs et de 100 grammes de viande crue. La médication antipyrétique doit s'adresser à la quinine, et, dans ces cas, le formiate basique de quinine, à la dose de o^{gr},25 en cachets, m'a paru l'antipyrétique de choix. Je vous conseille aussi de pratiquer des frictions quotidiennes de collargol avec une pommade à 3 grammes de collargol pour 15 grammes d'excipient (vaseline ou lanoline suivant la saison), de faire prendre chaque jour un petit cachet de bleu de méthylène (bleu de méthylène, o^{gr},05, lactose, o^{gr},25). Si le malade avait des vomissements, vous pourriez faire tous les deux jours une injection sous-cutanée d'une des ampoules suivantes :

Bleu de méthylène. . . . . o^{gr},05
Eau distillée stérilisée. . . . . 1^{cc}

Pour une ampoule.
Avoir soin de prévenir que les urines seront colorées en bleu.

Dans la *forme suffocante,* ayez recours à la même hygiène et à la même alimentation, puis essayez de lutter le mieux possible contre la dyspnée. Faites appliquer des ventouses en grand nombre sur toute la poitrine, et répétez-en souvent l'emploi. Pratiquez un enveloppement humide du thorax, en trempant dans de l'eau à 28 degrés, soit plusieurs couches de gaze, soit une serviette éponge, le tout recouvert d'une grande feuille de taffetas imperméable ; renouvelez ces enveloppements toutes les quatre à cinq heures. Comme antipyrétique, recourez aussi au formiate basique de quinine, à la dose de o^{gr},25 par jour.

Vous aurez souvent besoin de faire appel aux stimulants pour lutter contre l'état asthénique ; pratiquez des injections d'huile camphrée stérilisée à un dixième, une le matin et une le soir. Vous pourrez donner aussi de faibles doses de digitale, X gouttes de teinture de digitale le matin, et X gouttes le soir. L'atoxyl m'a semblé, dans plusieurs cas de granulie, prolonger la durée de la maladie. Vous pourriez, en plus des médications précédentes, ou à leur place, faire tous les jours, pendant 5 à 6 jours, une injection sous-cutanée d'une des ampoules suivantes :

> Atoxyl français cristallisé. . . . . $0^{gr},10$
> Eau distillée stérilisée. . . . . 1^{cc}

Pour une ampoule.

Vous laisseriez deux jours de repos, et vous recommenceriez une nouvelle série de 5 à 6 jours. Vous pourriez aussi avoir recours à l'injection intraveineuse, à la dose d'une ampoule de $0^{gr},10$, injectée seulement tous les deux à trois jours ; dans ce cas, l'ampoule devrait contenir, au lieu de l'eau distillée, la solution physiologique isotonique, le tout stérilisé par passage sur la bougie et non par chauffage. Si malgré tout l'asphyxie augmente, et si la dyspnée devient effroyable, il faut recourir aux petites doses de morphine ou d'héroïne, faire respirer de l'oxygène en grande quantité, en faisant répandre dans la chambre du malade le contenu d'un obus de 5oo ou de 1 ooo litres d'oxygène.

Tel est le traitement que je vous conseille de faire dans la tuberculose aiguë granulique, à forme suffocante et à forme typhoïde.

Examinons le traitement de la *pneumonie caséeuse.*

Ici, tous les efforts thérapeutiques doivent tendre à éviter la rapidité de la fonte caséeuse. Pour cela, vous suivrez les préceptes d'hygiène et d'alimentation que je vous signalais tout à l'heure; il faudra peut-être alimenter davantage le malade et lui faire prendre des purées de légumes, de préférence des purées de légumineuses. Mais c'est surtout par la médication que vous pourrez agir. Parmi les moyens mis à votre disposition, il en est un que je vous recommande spécialement : c'est la révulsion, la révulsion énergique à l'aide de pointes de feu, faites avec un tout petit cautère, comme ceux dont se servent les dermatologistes. Ces pointes de feu devront être très petites, très superficielles, pour que vous puissiez en mettre 3o ou 4o sur la surface d'un timbre-poste et 4oo ou 5oo sur celle d'une carte de visite. Comme elles sont très superficielles, vous pouvez recommencer, à la même place, tous les 4, 5 ou 6 jours. Cette révulsion énergique m'a donné toujours de bons résultats. Vous pourrez, en plus, donner matin et soir 10 centigrammes de poudre de Dower, 5o centigrammes de chlorure de calcium par jour, et comme antithermique, le formiate basique de quinine pris à la dose de 25 centigrammes dans l'après-midi.

Tel est le traitement de la pneumonie caséeuse. Quant au traitement de la *phtisie galopante,* je n'ai rien à dire de particulier, il est le même que celui de la pneumonie caséeuse.

Dans les formes aiguës de la tuberculose, il est toute une série de médicaments et de médications qu'il faut éviter soigneusement de donner, car ils pourraient être dangereux. Je vous citerai d'abord la créosote et ses dérivés, le gaïacol, et le thiocol. Les injections de sérum physiologique ou de sérum marin, provoquent, en pareils cas, de véritables désastres. Les injections répétées de cacodylate de soude sont nocives aussi dans les formes aiguës. Il ne peut être question, non plus, de déplacer le malade et de lui prescrire une cure d'air. Si la forme aiguë se prolonge et traîne, si elle devient subaiguë, alors la cure d'air s'imposera ; elle devra se faire dans un climat sédatif comme celui de Pau ou de Cambo ; les climats excitants comme le climat méditerranéen, comme le climat marin et même comme le climat d'altitude sont tout à fait contre-indiqués.

Certaines formes chroniques de tuberculose pulmonaire se distinguent de la forme commune sur laquelle je me suis appesanti jusqu'ici dans ces conférences et présentent divers caractères qui réclament une médication spéciale. Il faut d'abord envisager la forme scrofuleuse, torpide, puis la forme éréthique, fébrile, hémoptoïque, et la forme de phtisie fibreuse.

Dans la forme *scrofuleuse, torpide,* la cure d'air a une importance considérable, et c'est la cure marine qu'il faut préférer à toutes les autres. On peut envoyer les malades dans le climat marin du nord, sur les bords de la Manche, sur les rivages de l'Océan et dans le climat méditerranéen. Les stations comme St-Honoré-les-Bains et Allevard peuvent aussi convenir. Il faudra mettre en œuvre l'alimentation supplémentaire raisonnée d'après les règles que je vous ai fixées. Dans la médication, vous pourrez faire intervenir l'arsenic de différentes façons, puis l'iode et l'huile de foie de morue. L'iode peut être donnée sous forme de teinture d'iode à la dose de 6 à 10 gouttes par jour de la solution classique, à la condition qu'elle soit fraîchement préparée. Vous pourrez utiliser l'iodipine, sous forme d'injections, en faisant usage d'iodipine à 25 pour 100, et en faisant une injection de 10 centimètres cubes tous les 3 jours.

Les formes *hémoptoïques, fébriles,* éréthiques, réclament, pour la cure d'air, le climat de plaine ou le climat sédatif de Pau et de Cambo, à l'exclusion du climat marin ordinaire et surtout du climat méditerranéen. Cependant, vous pourrez autoriser le climat marin atténué, comme celui d'Arcachon qui, en pareils cas, donne souvent des résultats. Il ne faudra pas conseiller une alimentation trop copieuse. Dans la médication, vous pouvez recourir aux phosphates et aux carbonates de chaux, d'après les formules indiquées précédémment. Vous pourrez aussi donner avec avantage les médicaments hypotenseurs. L'extrait aqueux de gui peut être conseillé, en pilules non argentées de 2 centigrammes chaque, à la dose de trois, quatre et cinq pilules par jour.

Dans cette forme de tuberculose, il faut avoir grand soin de ne donner ni créosote, ni cacodylate de soude, ni sérum marin.

J'arrive à la forme fibreuse, à la *phtisie fibreuse*. Cette forme était considérée jusqu'à présent comme très fréquente chez les arthritiques, et on pensait que c'était une forme très curable de tuberculose. Aujourd'hui, d'après les travaux de M. Léon Bernard, de MM. Poncet et Leriche, on tend à admettre qu'il s'agit plutôt d'une tuberculose inflammatoire avec hyperémie primitive, inflammation secondaire et sclérose terminale. Il existerait, d'après M. Léon Bernard, à côté de la véritable phtisie fibreuse, une tuberculose « arthritisante », avec emphysème généralisé et foyer bacillaire circonscrit. En tous cas, dans ces deux formes, il existe une tendance manifeste à la guérison. On y trouve des signes surajoutés à la tuberculose, signes de bronchite et de sclérose pulmonaire, hémoptysies petites, répétées, non copieuses, asthme, crises asthmatiformes. Cette forme, décrite encore sous le nom de tuberculose pseudo-asthmatique, prédispose à certaines complications du côté du cœur, qui se traduisent par de la cyanose, de la dyspnée assez vive, de la rapidité du pouls avec une température basse.

Que peut-on faire au point de vue thérapeutique, dans cette forme de tuberculose ? Si l'on a la chance de se trouver en présence d'une tuberculose latente, il faut, à tout prix, éviter de réchauffer le foyer bacillaire et de ne pas contrarier son état latent. Il faut, par conséquent, ne pas trop s'opposer au processus fibreux, tout en le diminuant s'il devient excessif. Peu importe au malade de mourir tuberculeux ou de mourir de sclérose pulmonaire, guéri de sa tuberculose ; s'il meurt, le résultat est le même. C'est pourquoi, au cas de processus fibreux intense, il faut, sans hésiter, recourir à certaines médications. La cure thermale du Mont-Dore donne souvent de bons résultats. L'alimentation comprendra la diététique ordinaire de la tuberculose. La médication doit s'adresser à l'arsenic sous toutes ses formes, et aux iodures.

Les iodures seront donnés avec précaution. Parmi ceux-ci, j'ai volontiers recours à des iodures peu utilisés, comme l'iodure de strontium à la dose de 10 à 25 centigrammes par jour, comme l'iodure de rubidium, à la dose de 10 à 20 centigrammes, comme l'iodure de caféine, que je donne à la dose de 5 à 15 centigrammes, sans jamais dépasser ces faibles doses dans cette forme de tuberculose. Ces doses, quoique très petites, demandent à être très surveillées. J'ai vu parfois les malades être soulagés par les inhalations d'iodure d'éthyle répétées matin et soir, en faisant respirer sur un mouchoir le contenu d'une ampoule de ce médicament. Depuis deux ans, j'utilise les frictions d'iothion. Je fais préparer une pommade composée de 15 grammes de lanoline et de 4 grammes d'iothion. On fait tous les jours une friction avec gros comme une noisette de cette pommade, dans la région de l'aine, dans celle de l'aisselle, à la face interne des jambes, en changeant de place chaque jour. Au bout de 5 frictions, on arrête pendant 48 heures, et on recommence ensuite. Dans la phtisie fibreuse, il est indispensable de surveiller le cœur, et il est parfois utile de recourir à la digitaline. Je fais prendre pendant 15 jours, trois gouttes par jour de la solution de digitaline au millième, je fais suspendre pendant 10 jours, et je fais recommencer par périodes successives de 15 jours. Dans le cas de sclérose pulmonaire très marquée, j'ai obtenu des effets satisfaisants d'injections de petites doses de thiosinamine, injections d'un centimètre cube de la solution à 1 pour 25, en les répétant tous les trois ou quatre jours. La dyspnée diminue souvent d'une manière considérable.

*
* *

Après vous avoir parlé du traitement des différentes formes de la tuberculose pulmonaire, je vais maintenant examiner le traitement de la tuberculose, au cours des divers *états physiologiques*.

Les états physiologiques que je vais envisager sont l'*âge* du malade et les diverses périodes de la *vie génitale* de la femme. La tuberculose se traite différemment, s'il s'agit d'un adulte, d'un enfant, d'un vieillard, ou d'une femme en état de grossesse.

Je ne reviendrai pas sur la tuberculose de l'adulte, longuement traitée dans les conférences antérieures, mais je vous parlerai de la tuberculose de l'*enfant* et de celle du *vieillard*.

Dans la tuberculose infantile du premier âge, la forme broncho-pneumonique rentre, seule, dans mon sujet. Je conseille de faire de la révulsion avec des enveloppements humides du thorax, de pratiquer des injections d'eau éthérée et de donner une potion à l'acétate d'ammoniaque, pour stimuler le petit malade.

Dans la tuberculose du deuxième âge, il faut considérer successivement la forme broncho-pneumonique, la forme pneumonique et la forme de tuberculose pulmonaire chronique. Dans les deux premières, le traitement est identique. Vous prescrirez l'acétate d'ammoniaque, que vous pourrez alterner avec le chlorhydrate d'ammoniaque, à la dose de 50 centigrammes à 1 gramme par jour, dans une potion. Vous pourrez utiliser la scille associée à l'ipéca dans un des paquets suivants :

Poudre de bulle de scille. . . . . $0^{gr},02$
Poudre d'ipéca. 0 01

Prendre deux à trois de ces paquets par jour.

Vous pourrez encore faire prendre 15 à 20 centigrammes de chlorhydro-sulfate de quinine, en suppositoires.

Dans la tuberculose pulmonaire chronique de l'enfant, il faut avoir recours à la cure d'air, à l'alimentation et à la médication. L'alimentation sera celle de l'adulte, mais proportionnée aux forces digestives de l'enfant, supérieures, en général, à celles de l'adulte. La cure d'air s'impose à la campagne. Elle pourra s'effectuer aussi dans le climat marin atténué, c'est-à-dire à Arcachon, à Hendaye, à Saint-Jean de Luz, mais on aura soin de ne pas faire prendre des bains de mer à l'enfant. Quant à la médication, elle comportera l'usage de la chaux, du tanin ou du tannigène, à la dose de 10 et 15 centigrammes par jour.

La tuberculose des *vieillards* se présente sous forme de phtisie aiguë, sous forme de tuberculose chronique. Le traitement de la phtisie aiguë du vieillard est identique à celle de l'adulte, je n'y reviens pas. La tuberculose chronique sénile réclame certaines indications spéciales. La cure d'air devra s'effectuer l'hiver dans le climat méditerranéen qui convient parfaitement à ces malades ; le climat de plaine sera particulièrement indiqué pendant l'été. Par contre, le climat de l'Altlantique, celui de la Manche et le climat d'altitude sont franchement contre-indiqués. L'alimentation des vieillards sera l'alimentation ordinaire des tuberculeux, mais il faudra éviter les excès carnés, et ne pas donner de viande crue. La médication comporte quelques réserves. Il ne faut pas donner de chaux aux vieillards, pour ménager leurs artères. Le thiocol et l'arsenic peuvent être utilisés avec avantage, en les donnant à petites doses.

Telle est, Messieurs, la médication selon l'âge du malade, dans la tuberculose pulmonaire.

J'aborde maintenant une question très importante, celle

de la tuberculose de la *femme,* que l'on doit envisager sous trois aspects différents : la tuberculose de la puberté, la tuberculose de la ménopause et la tuberculose de la vie génitale active de la femme.

La tuberculose pulmonaire de la *puberté* se masque sous des apparences qui ne font pas toujours songer à la bacillose. Il n'est pas rare de voir une petite fille, qui va devenir pubère, présenter des hémoptysies à l'époque où les règles vont apparaître. Ces hémoptysies sont-elles tuberculeuses? Pour ma part, je n'aime pas beaucoup ces hémoptysies. Je ne pense pas qu'on puisse les mettre purement et simplement sur le compte des règles qui vont apparaître, car la puberté prédispose à la tuberculose, et j'approuve complètement l'opinion suivante de Dɘremberg : « La menstruation peut être l'occasion de l'instauration de la phtisie. » Quand vous verrez une hémoptysie apparaître chez une jeune fille, à l'époque de la puberté, méfiez-vous et pensez toujours à la phtisie. Que convient-il de faire en pareil cas ? En dehors du traitement classique de la tuberculose, il est quelques précautions à prendre. D'après mon collègue M. Dalché, dans son excellent livre de la *Puberté chez la femme* (Paris, 1906)ₑ il convient de prendre des bains de pied sinapisés répétés fréquemment, puis utiliser la teinture d'Hydrastis canadensis, à la doses de 15 à 20 gouttes par jour. La teinture d'Aletris farinosa, prescrite aux mêmes doses, peut aussi donner de bons résultats.

La tuberculose de la *ménopause* présente certains caractères particuliers. Les hémoptysies y sont très fréquentes ; elles tendent à remplacer les règles et se produisent souvent à l'époque présumée de ces dernières. Ces hémoptysies supplémentaires donnent un coup de fouet à la lésion tuberculeuse ; souvent, une tuberculose, demeurée chronique et sans aggravation, reçoit, de la ménopause, une aggravation indiscutable. Que faire dans le cas de tuberculose de la ménopause ? Il faut mettre en œuvre tous les traitements indiqués jusqu'ici. Daremberg conseille, en outre, pendant l'époque présumée des règles absentes, de donner chaque jour 1^{gr},5o de bromure de potassium et VI gouttes de teinture de digitale. Personnellement, j'ai donné de la poudre d'ovaire à la dose de 10 centigrammes, matin et soir, pendant 10 jours, au moment de la période menstruelle, et j'ai vu cette médication opothérapique avoir une bonne action sur les malades.

Messieurs, il nous reste à examiner une question extrêmement importante, celle des rapports de la *grossesse* et de la *tuberculose.* Nous allons d'abord considérer l'action de la grossesse et de la puerpéralité sur la tuberculose, puis l'influence de la tuberculose de la mère sur le fœtus ; nous verrons ensuite les conclusions pratiques à tirer de cet exposé.

L'influence de la grossesse et de la puerpéralité sur la tuberculose doit être examinée pendant la grossesse, après l'accouchement et pendant la lactation.

Que devient la *tuberculose pendant la grossesse ?*

Diverses opinions ont été émises par les auteurs. D'après les uns, comme Mauriceau, comme Louis, comme Gaulard, la grossesse aggrave la tuberculose ; pour Grisolle même, la survie tuberculeuse, ordinairement de seize à dix-huit mois, diminue de moitié pendant la grossesse et ne serait plus que de 9 mois et demi. D'autres auteurs, les anciens comme Hippocrate, les modernes comme Sims, Duguès, Lassègue, Gubler, etc., soutiennent que la grossesse a une action favorable sur l'évolution de la tuberculose. Kania, dans sa thèse de 1904, cite des chiffres concluants, et, au Congrès de la Tuberculose de 1905, M. Bonnaire n'a pas hésité à dire : « Je suis frappé de la rareté des cas de tuberculose apparaissant au cours de la grossesse, eu égard au grand nombre de femmes prédisposées par hérédité ou par indigence que nous avons pu trouver à l'hôpital. » On a essayé de donner une explication à cette action retardante de la grossesse sur la tuberculose ; les anciens y voyaient une action dérivative de la congestion utérine sur le processus pulmonaire et invoquaient le rôle de l'hypertrophie gravidique du cœur. Parmi les modernes, M. Stuart Tidey (de Montreux), a mis en évidence l'effet de la compression du poumon par l'utérus gravide, et l'a comparé à l'effet produit par le pneumothorax sur la tuberculose ; aussi M. Stuart Tidey a-t-il préconisé l'emploi de bandes comprimant le poumon, comme moyen d'arrêter la tuberculose dans son évolution. Expérimentalement, M. Chambrelent a vu que la tuberculose n'évoluait pas plus vite chez les femelles en gestation que chez les animaux témoins.

Que devient *la tuberculose après l'accouchement?*

Ici, tout le monde est d'accord, et on admet l'influence néfaste de l'accouchement et de l'allaitement sur la bacillose.

L'accouchement est difficile la plupart du temps ; les efforts d'expulsion épuisent une malade souvent cachectique, et il faut recourir aux moyens artificiels pour délivrer la femme au plus vite. Dans les jours suivants, on constate une fonte hâtive des lésions caséeuses, et une déchéance rapide. L'allaitement, en raison de l'hyperglycémie des nourrices favorise encore cette aggravation, mettant la femme tuberculeuse nourrissant son enfant dans une situation analogue à celle du diabétique tuberculeux, et vous verrez, dans la conférence suivante, combien est rapide l'évolution de la tuberculose chez les diabétiques.

Quelques auteurs, et, parmi ceux-ci MM. Hérard et Gornil, envisagent d'une façon éclectique les rapports de la grossesse et de la tuberculose. Ils pensent que l'état stationnaire, l'amélioration ou l'aggravation de la tuberculose dépendent surtout des formes de la maladie et de l'évolution de l'état puerpéral. En tout cas, je vous engage vivement à retenir les deux propositions suivantes : souvent, on observe un arrêt dans l'évolution de la tuberculose pendant la grossesse ; toujours, on observe la déchéance et la fin rapide après l'accouchement.

Ces propositions intéressantes peuvent se comprendre beaucoup mieux qu'autrefois, depuis les remarquables travaux de mon maître, le Pr Bar, sur la *nutrition pendant la grossesse*. Sous l'influence des idées du Pr Bouchard, on a cru qu'il existait un ralentissement de la nutrition pendant la grossesse. Les recherches du Pr Bar montrent que la nutrition de la femme enceinte ne peut en aucune façon être qualifiée de retardante. « Chez la mère saine, placée dans des conditions de vie normales, recevant une ration suffisante, la gestation, quand les fœtus sont sains, n'est pas une période de sacrifice (1). » La mère saine

(1) Bar. *Leçons de Pathologie obstétricale.* (L'urine et la nutrition pendant la grossesse normale), 1907, p. 842.

portant un ou plusieurs fœtus sains tire profit de la période de sa gestation. Il existe une association de la mère
et du fœtus, association de laquelle l'organisme maternel
tire souvent profit et qui est une symbiose harmonique
homogène. Voilà les conclusions extrêmement intéressantes des recherches du Pr Bar.

Examinons de plus près ce qui se passe dans la nutrition de la femme enceinte au point de vue des différents
corps tels que l'azote, le phosphore, la chaux, le fer, le
soufre, le carbone.

Pour l'azote, la gestation ne se chiffre pas par une perte
d'azote : au contraire, elle peut être et elle est souvent
une période de profit azoté pour la mère.

Quant au phosphore, avec une ration alimentaire suffisante, il n'y a pas de perte de phosphore pour la mère.

Pour la chaux, le processus nutritif est des plus curieux. Le fœtus humain exige peu de chaux au début de
son développement, et il en réclame beaucoup à la fin.
Pendant les 60 derniers jours de sa vie intra-utérine, il
acquiert les quatre cinquièmes de chaux qu'il contiendra
à terme. Pour donner au fœtus la chaux qui lui est nécessaire, la mère ne la tire pas de sa ration alimentaire qui
est d'ordinaire insuffisante. Elle la prend en majeure partie
dans ses réserves propres. Il se produit, chez la femme,
une décalcification gravidique s'effectuant aux dépens de

la matière calcaire accumulée dans les os, aux dépens du carbonate de chaux et du phosphate tricalcique osseux. Cette décalcification se traduit cliniquement par la production des ostéophytes assez communs pendant la grossesse, par le relâchement des symphyses et la laxité articulaire bien connue des femmes enceintes. Cette décalcification, qui retire ainsi la chaux des os, jette dans le sang de la mère une quantité considérable de chaux. Le sang de la femme enceinte contient près de moitié plus de chaux qu'à l'état normal. Parfois, il existe des dépôts calcaires dans le placenta, dépôts formés de carbonate de chaux, qui siègent dans la caduque. On les trouve dans les trois derniers mois de la grossesse, et souvent quand les enfants ont un squelette très ossifié. Il y a donc un déplacement et une mobilisation de la chaux chez la femme enceinte ; ses humeurs en sont très imprégnées, tandis que ses os n'en contiennent plus.

Le fœtus a besoin de beaucoup de fer, et il l'emprunte au sang maternel. La mère tire son fer d'une meilleure utilisation de sa ration alimentaire, grâce à une hypertrophie et à une suractivité de ses organes hématopoïétiques. Le foie excrète, à la fin de la grossesse, des pigments chargés de fer ; à cette époque, le sang de la femme enceinte contient beaucoup d'hémoglobine et des pigments chargés de fer.

Que se passe-t-il pour le soufre? Le soufre est indispensable au fœtus ; il l'emprunte encore à la mère. Celle-ci le lui donne en utilisant mieux sa ration alimentaire, car on note une diminution du soufre contenu dans les matières fécales et dans les urines, et cette diminution est d'autant plus marquée que le terme de la gestation approche.

Pour le carbone, la femme enceinte le retient surtout à la fin de la grossesse, car elle en élimine infiniment moins que normalement.

Somme toute, vous voyez, Messieurs, que les humeurs de la femme enceinte sont riches en azote, en phosphore, en fer, en soufre, en carbone et surtout extraordinairement riches en chaux. Ce sont donc des humeurs très minéralisées et très calciques. C'est peut-être à cette *hyperminéralisation* de la femme enceinte qu'il faut, dans la plupart des cas, attribuer l'arrêt de la tuberculose pendant la grossesse. L'accouchement terminé, les conditions physiologiques de surminéralisation n'existent plus. La femme reste déminéralisée, décalcifiée, et, sur ce terrain sans résistance, la tuberculose prend une allure extra-rapide. Si par suite d'une affection antérieure ou d'une débilité quelconque, le processus normal d'hypernutrition n'existe plus pendant la grossesse, la tuberculose évolue vite, la femme se trouvant dans les conditions où elle est normalement après l'accouchement.

Les recherches très intéressantes et très scientifiques du Pr Bar peuvent donc nous rendre compte des rapports réciproques de la tuberculose et de la grossesse.

Examinons maintenant l'effet de la tuberculose de la mère sur le *fœtus*. La tuberculose peut provoquer l'avortement et l'accouchement prématuré. Sur 159 cas résultant de la réunion des statistiques de Dubreuilh, de Grisolle et de Bourgeois, on trouve 138 accouchements à terme, 9 accouchements prématurés, 11 avortements et une femme enceinte de sept mois morte sans être accouchée. Les chances d'interruption de la grossesse dépendent de la gravité de la tuberculose. Il en est de même de la débilité des enfants issus de mères tuberculeuses. Ainsi dans une thèse de 1905 sur la *Tuberculose et la puerpéralité,* M. Favre-Thomas nous montre que, sur 12 enfants issus de mères tuberculeuses au premier degré, deux succombent, tandis que sur six enfants de mères tuberculeuses au troisième degré, la moitié, soit trois, succombent quelques jours après la naissance. Une question très importante à discuter est la suivante : l'enfant né de mère tuberculeuse est-il fatalement tuberculeux ? On a cru longtemps à l'hérédité de la tuberculose, mais on revient aujourd'hui à l'aphorisme de Peter : « Les enfants des phtisiques ne naissent pas tuberculeux, mais tuberculisables. » C'est là, Messieurs, l'expression de la vérité. Sans doute, il existe une hérédité tuberculeuse directe par voie placentaire, mais c'est l'exception. Les cas indéniables de MM. Sabouraud, Thiercelin et Londe démontrent cette rare hérédité. Avec le Prof. Bar, nous avons pu déceler la présence de bacilles de Koch dans le sang de la veine ombilicale de fœtus issus de mères tuberculeuses. Il peut donc exister une hérédité tuberculeuse, mais elle est extraordinairement rare. Comme l'a dit M. Mosny, les enfants de tuberculeux naissent surtout dystrophiés, débiles, tarés, atteints d'une dystrophie para-tuberculeuse. Ils sont nés dans de mauvaises conditions de défense, par conséquent plus fragiles, plus prédisposés, plus contagionnables que les autres. C'est pourquoi ils deviennent si souvent tuberculeux par la suite ; mais s'ils sont placés dans des conditions favorables de résistance, ils peuvent ultérieurement échapper à la bacillose.

Voilà ce que je voulais vous dire des rapports de la tuberculose et de la grossesse. Nous allons maintenant envisager les questions *pratiques* qui découlent des considérations précédentes.

Une première question vous sera posée souvent dans l'exercice de votre profession. On vous demandera si une jeune fille, *née de parents tuberculeux,* peut se marier.

Si la jeune fille ne présente au moment où cette demande vous sera faite, aucune trace de tuberculose, vous pourrez autoriser le mariage, mais après avoir pratiqué un examen complet. Recherchez les ganglions tuberculeux ou leurs cicatrices, auscultez minutieusement les poumons, voyez s'il n'existe pas de reliquat de pleurésie antérieure, examinez s'il n'y a pas eu, quelques années auparavant, de tumeur blanche, de coxalgie ou de mal de Pott, toutes choses qui pourraient, en dehors même de la tuberculose, contribuer à un rétrécissement du bassin et devenir cause d'une dystocie, à l'issue d'une grossesse future. Recherchez si la jeune fille n'a pas eu de tuberculose antérieure dont vous puissiez craindre le réveil, et si vous ne trouvez rien, absolument rien, vous autoriserez le mariage de la jeune fille, encore qu'elle soit née de parents manifestement tuberculeux. Faites bien remarquer que vous ne sauriez en aucune façon engager l'avenir, et qu'une contagion ultérieure est toujours possible. Les médecins sont si soupçonnés aujourd'hui, et la malveillance s'exerce si facilement contre nous, que vous devez prendre cette précaution pour couvrir votre responsabilité, au cas où, pour une raison ou pour une autre, cette jeune femme deviendrait plus tard tuberculeuse. Par contre, si la jeune fille présentait le moindre signe d'une tuberculose quelconque, défendez le mariage de la façon la plus absolue ; c'est votre devoir strict.

Une seconde question vous sera fréquemment posée.

Que faire *si une femme mariée devient tuberculeuse ?* Il faudra interdire la grossesse, et pour plus de sécurité, défendre les rapports conjugaux. C'est chose plus facile à faire promettre qu'à obtenir, en raison du psychisme génital assez particulier du tuberculeux.

Alors, une troisième question vous sera posée. Que faire si *une grossesse survient ?* Il n'y a que deux solutions possibles : interrompre la grossesse, ou la laisser évoluer. En Angleterre, en Italie et en Allemagne, pour sauver la mère, on n'a pas hésité à conseiller l'avortement dès le début de la grossesse. Cette opinion n'a pas prévalu en France. Chez nous, toutes nos pensées ne vont pas à la mère que nous savons sacrifiée par avance dans la plupart des cas, mais à l'enfant. « Nous nous efforçons, dit M. Bonnaire, d'amener le fœtus le plus près possible du terme de la grossesse ; nous lui donnons de la viabilité. » Il faudra surveiller la femme enceinte d'une façon particulière, et ne prendre une détermination qu'après de longues réflexions et après vous être entourés de plusieurs avis compétents. Si vous interrompez la grossesse, vous pouvez avoir à redouter, après l'avortement, la déminéralisation rapide de la malade et l'évolution ultra-rapide de sa tuberculose. Et puis ! Que d'avortements criminels pourrait couvrir la pratique médicale de l'interruption systématique de la grossesse, au cas de tuberculose pulmonaire !

On trouvera des signes imperceptibles de tuberculose chez les femmes pour les faire avorter. A l'heure actuelle il faut laisser évoluer la grossesse, en utilisant les moyens possibles pour soutenir la mère, et, à ce propos, je dois vous dire comment vous devez traiter la femme enceinte tuberculeuse. Il faudra favoriser la nutrition normale et aider le processus d'hyperminéralisation, en augmentant la ration en azote, mais surtout en chaux et en fer. Dans l'alimentation, il faudra faire une place très marquée aux légumineuses, aux végétaux et aux œufs. Il faudra donner quelques médicaments, du fer, de la chaux, comme dans les cachets indiqués à la troisième conférence. Il faudra donner aussi de petites doses de fluorure de calcium, une ou deux pilules de 2 centigrammes chaque jour. Il faudra avoir grand soin d'éviter les acides, car le Pʳ Bar a vu que l'alcalinité du sang est très diminuée pendant la grossesse. Il faudra, en un mot, recourir à la médication et au régime de M. Ferrier qui me paraissent rigoureusement indiqués chez la femme enceinte tuberculeuse. Méfiez-vous aussi de l'abus du sel marin, car le Pʳ Bar a vu qu'il favorisait la décalcification. D'ailleurs, la rétention des chlorures peut, chez la femme enceinte, déterminer des œdèmes et des crises d'éclampsie.

Une quatrième question vous sera posée. Que faire *au moment de l'accouchement* ? Il faut éviter que la mère ne s'épuise en de vains efforts. Pratiquez l'accouchement rapide. Dès les premières douleurs, dilatez le col par les moyens artificiels, et, dès la dilatation obtenue, procédez rapidement à l'application de forceps ou à la version.

Une cinquième question vous sera posée. Devez-vous laisser *la mère allaiter son enfant* ? Jamais, jamais, sous aucun prétexte. Ce serait aller au-devant d'une catastrophe plus rapide encore.

Une sixième question, enfin, vous sera posée, question d'un intérêt puissant. Y a-t-il des soins particuliers à donner à l'enfant *issu d'une mère tuberculeuse* ? Oui, il faut mettre cet enfant, si fragile, si tuberculisable, dans des conditions où la contagion soit impossible. Il faut le faire vivre en dehors de tout contact tuberculeux, en dehors des villes avec leur atmosphère viciée chimiquement et bactériologiquement. Il faut faire vivre cet enfant au grand air. Dans la classe aisée, la chose est facile. Dans les classes populaires, une pareille mesure de prophylaxie est bien difficile à obtenir. Aussi, ne peut-on qu'applaudir à l'œuvre de protection de l'enfance, de M. Grancher, œuvre dont il a assuré la pérennité après sa mort, œuvre appelée au plus bel avenir. En faisant élever à la campagne les enfants de tuberculeux, elle a une portée sociale considérable. Grâce à elle, on peut avoir quelque espérance d'arriver à contre-balancer le chiffre très faible de notre natalité française.

Tel est, Messieurs, l'exposé du traitement pratique de la tuberculose pulmonaire, selon les différentes formes de de la maladie, et selon les divers états physiologiques. Cela nous a permis de passer en revue des questions de pratique que vous rencontrerez chaque jour dans votre vie médicale.

VII

LE TRAITEMENT DES TUBERCULOSES ASSOCIÉES

La tuberculose et la grippe.

Il faut éviter au tuberculeux le contact des malades atteints de grippe
et le soigner dès le moindre symptôme grippal.

La tuberculose, la rougeole et la coqueluche.

Mesures prophylactiques et thérapeutiques.

La tuberculose et la pneumonie.

Indications thérapeutiques de cette association rare, mais redoutable.

La tuberculose et la syphilis.

Gravité de cette association. — Nécessité des mesures prophylactiques
et du traitement spécifique par les sels de mercure et les arsenicaux.

La tuberculose et le diabète sucré.

Évolution de la tuberculose chez les diabétiques. — Prophylaxie. —
Le traitement doit s'adresser à la fois au diabète et à la tuberculose.

La tuberculose et l'emphysème.

Indications thérapeutiques.

Les affections hépatiques et la tuberculose.

Le foie dyspeptique des tuberculeux et le syndrome d'hyposystolie hépatique de MM. Merklen et Pouliot.

La tuberculose et les cardiopathies.

Le rétrécissement de l'artère pulmonaire. — Les affections mitrales et la péricardite.

Conclusion générale sur le rôle de la médication dans la tuberculose pulmonaire.

MESSIEURS,

Je vais terminer aujourd'hui le traitement pratique de la tuberculose pulmonaire par l'exposé du traitement des *tuberculoses associées*.

Toutes les maladies peuvent s'unir à la tuberculose, car elle n'immunise, ni ne protège contre aucune d'elles. Passer en revue la tuberculose pulmonaire, compliquée de toutes les maladies, serait élargir beaucoup trop le cadre de cette conférence. Pratiquement, il existe un certain nombre d'affections qu'on voit souvent associées à la tuberculose, comme le diabète, la syphilis, la rougeole, la coqueluche, la grippe, l'emphysème, la pneumonie et quelques affections hépatiques et cardiaques. C'est d'elles dont je désire parler ici au point de vue thérapeutique.

Il est des affections qui compliquent la tuberculose pulmonaire ; il en est d'autres, au contraire, qui favorisent son évolution, et, à côté de la thérapeutique proprement dite, je vous énoncerai quelques règles de prophylaxie générale à établir vis-à-vis du tuberculeux pulmonaire.

On sait que la grippe, la fièvre typhoïde, la rougeole, la coqueluche, la syphilis, le diabète forment un terrain excellent pour le développement du bacille de Koch. Il faut donc éviter à tous les malades atteints de ces affections le contact des tuberculeux. Inversement, il faut, à tout tuberculeux, défendre toute relation avec un individu porteur de grippe, de coqueluche, de rougeole, de fièvre typhoïde, puisque ces maladies donneront un nouveau coup de fouet à sa tuberculose. Ce sont là, d'ailleurs, questions d'espèces, dont je vous parlerai avec plus de détails, à propos de chaque association morbide.

Nous allons envisager successivement la tuberculose et la grippe, la tuberculose, la rougeole et la coqueluche, la tuberculose et la pneumonie, la tuberculose et la syphilis, la tuberculose et le diabète, la tuberculose et l'emphysème, la tuberculose et les affections hépatiques, la tuberculose et les affections cardiaques.

Commençons, Messieurs, par la *tuberculose et la grippe*.

La grippe est la plus perfide de toutes les maladies..

Avec ses allures insidieuses et sournoises, elle vous laisse abattu, démoli, pour ainsi dire, crée souvent le terrain tuberculisable, et révèle parfois une tuberculose latente jusque-là. Mais chez le tuberculeux, la grippe est plus perfide encore. Elle s'installe dans l'entourage du malade, débutant par un coryza vulgaire, une laryngo-trachéite insignifiante. Deux ou trois jours après, le tuberculeux sera atteint à son tour ; sa température s'élèvera, il sera pris de bronchite, de courbature ; il sera forcé de s'aliter pendant des semaines, et des mois même. Il perdra en 25 jours d'une grippe qui paraît insignifiante, le bénéfice de plusieurs mois ou de plusieurs années de traitement, heureux encore si une tuberculose chronique n'est pas transformée en une tuberculose aiguë par la grippe. Dans les agglomérations de tuberculeux, la grippe fait parfois des ravages terribles et les sanatoria ne sont pas exempts de ses atteintes.

Il faut donc isoler le tuberculeux de toute personne grippée. Tout malade atteint de coryza, de laryngite, de trachéite, de pharyngite ne doit pas approcher un tuberculeux. C'est là une règle qui ne doit pas souffrir d'exception.

Messieurs, si malgré ces précautions, la grippe se déclare chez un tuberculeux, que convient-il de faire ?

Il faut dès le début, traiter énergiquement cette grippe,

si légère soit-elle ; il faut s'occuper activement du plus vulgaire coryza ; il faut retenir le malade à la chambre, et il est même préférable de le mettre au lit. Vous donnerez du pyramidon, matin et soir, en deux petits cachets de o^{gr},20 chaque ; vous pourrez faire prendre de l'aconit sous forme d'alcoolature de racine d'aconit, dont le malade prendra XV gouttes par jour, en 3 fois V gouttes. Vous prescrivez des inhalations avec des feuilles d'eucalyptus. Vous pourrez donner au malade, deux ou trois jours après le début de la grippe, l'helmitol, à la dose de un gramme par jour, en deux cachets de o^{gr},5o.

Il faut, en un mot, vous occuper activement de ce coryza qui paraît insignifiant et qui est la prise de possession du malade par la grippe. S'il existe de la grippe gastro-intestinale, il faut vous abstenir de tout médicament interne, et recourir à des injections de quinine, en utilisant le formiate basique de quinine et en faisant une ou deux injections de o^{gr},25 par jour.

Messieurs, il faut vous méfier de la grippe dans la tuberculose, car c'est une association morbide redoutable. Il ne faut pas négliger les premiers symptômes, et il faut isoler radicalement le tuberculeux de tous les grippés.

Je vais vous dire quelques mots de l'association de la *tuberculose avec la rougeole et la coqueluche*. Ce que je viens de dire de la grippe, je peux le répéter pour la rougeole et pour la coqueluche ; ces deux maladies créent une prédisposition très marquée à la tuberculose, et il est fréquent de voir la bacillose évoluer à leur suite. Par contre, survenant chez un tuberculeux pulmonaire, elles aggravent considérablement l'état du malade et donnent souvent une allure aiguë à la bacillose. A ce point de vue, la coqueluche est plus à craindre que la rougeole, en raison de sa longue durée.

C'est surtout en envisageant la prophylaxie que je désire vous parler de ces associations morbides, car, au point de vue curatif, il n'y a qu'à suivre les préceptes du traitement ordinaire de ces maladies. Peut-être, cependant y aurait-il intérêt à faire sortir le mieux possible l'éruption de la rougeole, à l'aide des stimulants généraux, comme les boissons chaudes, comme l'acétate d'ammoniaque, à la dose de 2 à 3 grammes par jour, et à faire inhaler des vapeurs médicamenteuses non irritantes, comme les vapeurs d'eucalyptus.

Voilà, Messieurs, ce que je puis vous dire de ces associations morbides.

J'arrive maintenant à l'association de la *tuberculose et de la pneumonie* ; je parle ici de la pneumonie franche et non de la pneumonie caséeuse.

La pneumonie est assez rare chez les tuberculeux. Je n'en ai vu que deux cas dans ma pratique médicale. Mais il s'agit d'une association redoutable, car dans les deux cas, j'ai vu, à la suite de la pneumonie, la tuberculose envahir le bloc pneumonique et bacilliser les parties hépatisées. Les deux malades ont succombé quelques semaines avant l'apparition de leur pneumonie, alors qu'ils étaient simplement atteints d'une tuberculose à allure très chronique. Quand vous aurez fait le diagnostic de la pneumonie compliquant la tuberculose, diagnostie facile par les signes stéthoscopiques et l'examen des cra- chats, vous devrez poser les indications thérapeutiques de cette mauvaise association morbide.

Au début de la pneumonie, il faut négliger la tuberculose, et mettre tout en œuvre pour essayer de limiter le processus pneumonique. Vous appliquerez des ventouses scarifiées sur le foyer, et vous en renouvellerez l'emploi. Vous ferez prendre $0^{gr},40$ à $0^{gr},50$ de chlorure de calcium. Vous pourrez donner en plus $0^{gr},10$, matin et soir, de poudre de Dower, et, quand la défervescence sera survenue, vous reprendrez le traitement de la bacillose, tout en continuant à faire de la révulsion sur les points atteints de pneumonie, au moment de la liquéfaction de l'exsudat. Je vous engage à user de pointes de feu, peti- tes, fines, superficielles comme celles dont je vous parlais dans la pneumonie caséeuse. Si la défervescence ne se fait pas, il faut, en plus de la révulsion à l'aide des pointes de feu, stimuler l'organisme par des injections d'huile camphrée, et tenter l'action des corps catalyseurs, comme l'electrargol et l'électro-palladium. En un mot, il faut mettre tout en œuvre pour essayer de modifier ce bloc dont on peut craindre la transformation bacillaire.

Une association très répandue est celle de *la tuberculose et de la syphilis*. C'est une association extrêmement fréquente, et dont l'étude complète nécessiterait une conférence entière, ce que je n'ai pas le temps de faire ici.

Dans l'étude des rapports de la syphilis et de la tuberculose, on peut admettre les propositions suivantes de mon ami, M. Emile Sergent, édictées à la fin de son intéressant ouvrage, *Syphilis et Tuberculose* (Paris, 1907) :

« Les relations de la syphilis et de la tuberculose sont des plus étroites.

« La syphilisation, acquise ou héréditaire, crée un terrain d'élection pour la tuberculisation.

« Le syphilitique est d'autant plus exposé à la tuberculose qu'il se soigne moins rigoureusement.

« Lutter contre la syphilis, c'est dans une certaine mesure, lutter contre la tuberculose.

« Le syphilitique tuberculeux, s'il résiste au choc initial qui résulte de l'association morbide débutante, tend vers la tuberculose fibreuse et a d'autant plus de chances de guérison qu'il est soumis à un traitement spécifique plus rapide, plus régulier et plus prolongé. »

Je me rallie complètement à ces propositions, car j'ai soutenu des idées analogues. Peut-être serais-je moins affirmatif que M. Sergent sur la possibilité de la transformation fibreuse de la tuberculose sous l'influence de la syphilis. Je crains qu'il n'ait un peu exagéré l'état favorable du pronostic, car pour ma part, je déclare que l'association de la tuberculose et de la syphilis est excessivement grave.

Le traitement spécifique est-il indiqué ou contre-indiqué chez un tuberculeux syphilitique ? C'est là une question importante, sur laquelle je dois m'expliquer clairement. La médication iodurée aggrave certainement l'évolution de la tuberculose. Les iodures provoquent une congestion intense autour du foyer tuberculeux, et leur ingestion se traduit parfois par des hémoptysies. C'est même là un procédé de diagnostic précoce de la tuberculose ; en faisant prendre au malade un gramme d'iodure, on peut provoquer une congestion limitée du poumon perceptible à l'examen stéthoscopique, alors qu'auparavant, elle était cliniquement inappréciable. Il faut donc complètement s'abstenir d'iodure dans le traitement de la tuberculose associée à la syphilis, car les faibles doses sont suffisantes pour produire cette action nocive pulmonaire. Cependant, on peut tourner la difficulté, en faisant prendre au tuberculeux des succédanés de l'iodure de potassium, comme la saïodine, à la dose de o^{gr},5o par jour, ou en pratiquant des frictions d'iothion.

Le mercure est-il aussi dangereux dans la tuberculose que l'iodure ? Pendant longtemps, on a cru qu'il donnait un coup de fouet à la tuberculose, et on a proscrit complètement son usage chez les tuberculeux syphilitiques. Certains auteurs sont revenus de cette prévention et n'hésitent pas à traiter la tuberculose par les sels de mercure. M. Dubois, dès 1897, préconisait les injections de sublimé. En 1go3, M. Tchigaïew inocule à la fois des cultures de tuberculose et des injections de sublimé à des animaux, et il voit l'injection de sublimé retarder la marche de la tuberculose. Chez des tuberculeux syphilitiques, il injecte de un demi à un centimètre cube d'une solution de sublimé au millième et il en obtient de bons résultats. Pourquoi ne pas associer dès lors les sels mercuriaux au traitement classique de la tuberculose chez les tuberculeux syphilitiques ? Je ne vois aucune raison pour priver les malades de cette médication, et je partage les idées de M. Sergent quand il dit :

« Bien au contraire, j'ai toujours constaté une amélioration très considérable de l'état général, et j'ai vu la syphilis bien traitée favoriser en quelque sorte la guérison de la tuberculose. »

A quelles préparations mercurielles devrez-vous vous adresser ?

Vous pouvez recourir aux injections classiques de benzoate de mercure, ou à l'hermophényl, en pratiquant tous les jours une injection de un centimètre cube de la solution suivante :

> Hermophényl.. . . . . $0^{gr},10$
> Eau stérilisée.. 10

Vous pouvez faire aussi des injections hebdomadaires d'huile grise, soit une ou deux divisions du centimètre cube de la solution classique à 40 pour 100, soit un demi-centimètre cube de la préparation, selon la formule de M. Duret, chaque centimètre cube d'huile grise représentant $0^{gr},10$ de mercure.

Depuis que l'attention des thérapeutes a été attirée sur l'arsenic dans le traitement de la syphilis, son action a été extrêmement discutée, et, à l'heure actuelle, elle est l'objet de polémiques violentes. On peut néanmoins utiliser l'arsenic dans le traitement des tuberculeux syphilitiques, soit en donnant de la Liqueur de Fowler à la dose de VII à X gouttes par jour, soit en faisant des injections d'atoxyl à petites doses. Employez seulement l'atoxyl français cristallisé, et une solution filtrée sur bougie à froid. En injectant chaque jour $0^{gr},10$ d'atoxyl, par périodes de 4 à 5 jours, séparées par deux à trois jours de repos, vous ne faites courir aucun risque au malade, et vous verrez souvent les phénomènes morbides s'améliorer. Il existe, enfin, une préparation, le salicylarsinate de mercure, qui associe le mercure et l'arsenic, et qui m'a toujours donné de très bons résultats dans le traitement de la syphilis. Vous pouvez l'utiliser ici, en faisant usage de la formule suivante :

> Salicylarsinate de mercure.. . . . . $0^{gr},03$
> Eau stérilisée.. . . . . 1^{cc}

Pour une ampoule.

Injectez chaque jour, une ou deux de ces ampoules, pendant 12 à 15 jours.

Voilà, Messieurs, comment je comprends le traitement des tuberculeux syphilitiques. Je l'ai toujours appliqué dans ma pratique courante, et je n'ai eu qu'à me louer des résultats obtenus.

Je dois attirer aussi votre attention sur les mesures prophylactiques qu'il convient de prendre. Il faut mettre les tuberculeux en garde contre la syphilis, et il ne faut pas de tuberculeux autour du syphilitique. Celui-ci doit éviter soigneusement tout contact avec les gens qui toussent et qui seraient capables de le contaminer. Le développement de la syphilis chez un tuberculeux est chose grave, presque aussi grave que l'apparition du diabète chez les phtisiques.

Ceci m'amène à vous parler de l'association de la *tuberculose et du diabète sucré*.

Messieurs, l'évolution de la tuberculose est très particulière chez les diabétiques, en raison de la présence d'un excès de glycose dans les humeurs et dans le sang. Elle se développe d'une façon extrêmement rapide chez ces malades, véritables milieux de culture pour l'évolution des bacilles de Koch. Avant l'emploi des solutions glycérinées et sanglantes, on utilisait, il y a une quinzaine d'années, les milieux sucrés en bactériologie pour le développement du bacille de Koch.

La tuberculose évolue, dans le diabète, d'après certaines particularités qu'il faut bien connaître. Elle se développe d'une manière insidieuse et sournoise. C'est une tuberculose sèche, froide et sans réaction, selon la très belle expression de Pidoux. Vous soignez un malade atteint de diabète sucré, en l'examinant seulement tous les deux ou trois mois. Il vient vous revoir, parce que, depuis votre dernière consultation, il a été pris d'une petite toux sèche, insignifiante ; mais il a maigri un peu. « Ce n'est rien, dit-il, c'est insignifiant. » Vous l'auscultez, et vous trouvez le ramollissement de tout un sommet et parfois même une caverne. Cette tuberculose sournoise et insidieuse a une marche extraordinairement rapide. Dans la plupart des cas, elle termine son évolution en 8 mois ; souvent, elle est plus rapide encore, et la mort arrive, en 3, 4 et 5 mois. Jusqu'à présent, je n'ai pas vu guérir de tuberculeux pulmonaire diabétique ; tous les efforts n'ont abouti qu'à reculer l'issue fatale. C'est vous dire l'extrême gravité du pronostic.

Quel traitement pouvons-nous opposer à cette forme terrible de tuberculose ? Doit-on faire seulement le traitement de la tuberculose ou seulement le traitement du diabète, ou au contraire doit-on traiter les deux à la fois ?

Ce sont des questions importantes, mais beaucoup moins que la prophylaxie, seule méthode d'une efficacité certaine pour prévenir cette redoutable complication. C'est là un point capital : pas de cohabitation avec un tuberculeux pour un diabétique. Que vous admettiez la contagion de la tuberculose par les crachats secs ou les crachats humides, par la voie intestinale ou par les voies respiratoires, peu importe, le danger est le même. Il faut absolument interdire aux diabétiques tout contact avec les tuberculeux. Si dans une même famille il existe un tuberculeux et un diabétique, il est indispensable de les isoler l'un de l'autre. Le diabétique placé, dans une salle d'hôpital, à côté d'un tuberculeux court des risques énormes. Il en est de même du diabétique issu de souche tuberculeuse, qui doit encore plus qu'un autre soigner son diabète et éviter les chances de contagion.

Faut-il traiter la tuberculose ? Faut-il traiter le diabète ? Il y a quelques années, je pensais que, chez un tuberculeux diabétique, il ne fallait tenir aucun compte du diabète et s'occuper uniquement de la tuberculose. Depuis, à la suite de quelques essais heureux ayant prolongé quelques diabétiques tuberculeux plus que je ne l'aurais cru, j'ai changé de méthode, et je traite ces malades à la fois pour leur diabète et pour leur tuberculose.

Mais il y a, dans la diététique de la maladie, une limite qu'on ne saurait dépasser sans danger, et je partage sur ce point complètement les très sages idées de mon maître, le Pr Dieulafoy, idées qui sont acceptées par tout le monde, à l'heure actuelle : « Le régime et le traitement des diabétiques, dit-il, doivent être appliqués avec méthode et avec mesure, sous peine de graves inconvénients. Voici quelle est mon opinion à ce sujet : Pour ce qui est du régime et de l'alimentation, le diabétique doit s'abstenir complètement d'aliments sucrés ; on peut néanmoins lui permettre de sucrer son café ou son thé ou les laitages, avec la saccharine. Il ne doit manger ni pâtisseries, ni entremets sucrés, ni fruits sucrés, surtout pas de raisin. Il choisira dans ses boissons les vins qui ne sont pas sucrés. La bière et le lait sont permis ; le lait est même un bon aliment pour le diabétique (Frémont) ; j'ai souvent prescrit la cure lactée à des diabétiques, surtout à ceux qui étaient en même temps albuminuriques, ils s'en sont bien trouvés.

« Si je suis extrêmement sévère pour les boissons ou aliments sucrés, je le suis beaucoup moins pour les aliments féculents ; je ne dis pas, bien entendu, que le diabétique doit se laisser aller à manger du pain et des aliments farineux à loisir, mais je dis que c'est une erreur grave que de l'en priver complètement. Suivant le cas, on peut conseiller le pain de gluten ou le pain fait avec de la farine d'amandes (pain de Pavy) ; mais ce n'est pas une raison pour prohiber complètement le pain normal. Je permets également les pommes de terre, qui peuvent remplacer le pain avec avantage (Mossé), et je me garde de prohiber les sauces qui facilitent et varient l'alimentation.

« Il n'est pas nécessaire, il est même nuisible, à mon sens, de chercher, par un régime draconien, à faire disparaître totalement la glycosurie. Tel diabétique qui était robuste et bien portant avec 60, 80, 100 grammes de sucre par jour, maigrit et s'affaiblit, si on le soumet à un régime absolument sévère dont le but est de supprimer totalement et rapidement la glycosurie. Sous l'influence d'un régime intransigeant, le sucre peut, en effet, disparaître très vite des urines (du moins pour un temps), mais la nutrition est viciée et le diabétique est exposé à l'albuminurie, à l'amaigrissement, à la tuberculose (1). »

Comme mon maître, le Pʳ Dieulafoy, je me garde bien de soumettre les diabétiques à un régime sévère, et voici pourquoi. L'idée de traiter le diabète en supprimant le sucre des urines me paraît toute théorique avec le peu de notions précises que nous possédons encore sur son essence. Faire disparaître un signe, la glycosurie, n'est pas faire disparaître la maladie, et rien ne prouve que ce mode d'action ne soit pas aussi illusoire que de vouloir lutter contre les lésions tuberculeuses du poumon, en traitant un symptôme unique, la fièvre hectique par exemple. Bien plus, j'ai toujours remarqué qu'un régime exclusif aggravait la situation du diabétique tout en diminuant son sucre. Non seulement il ne met pas à l'abri de la tuberculose, mais il y conduit directement, en amaigrissant le malade, et nous savons que c'est justement dans une de ces phases de dépérissement que se développe la bacillose.

Autre point important dans la diététique du diabète. Le malade doit boire à sa soif. En buvant comme il en a be-

(1) Dieulafoy. Diabète sucré et tuberculose pulmonaire, *Clinique médicale de l'Hôtel-Dieu*, 1901-1902, t. IV, p. 264.

16

soin, il empêche la déshydratation des tissus et favorise l'élimination du sucre.

Je me garde bien de priver complètement mes diabétiques de tous les féculents et de les mettre au supplice du pain de gluten et des viandes toujours rôties, diététique singulière chez des malades dont les reins sont souvent lésés. Avec du lait, des laitages, des œufs, des pommes de terre, des légumes verts, des salades crues et cuites, des viandes assaisonnées, de la croûte de pain, en supprimant seulement le sucre et les sucreries, j'obtiens des résultats très satisfaisants, et je ne saurais trop vous conseiller ce régime dans la tuberculose diabétique. Vous y ajouterez l'antipyrine, les arsenicaux, la valériane, la médication alcaline, la levure de bière et l'opothérapie, puisque plusieurs de ces médicaments ont pu rendre des services aussi bien dans une affection que dans l'autre. Depuis deux ans, je traite les tuberculeux diabétiques par la santonine, à la dose de deux centigrammes par jour, en pilules de un centigramme chaque ; j'ai vu le sucre diminuer considérablement après cette médication. J'ai obtenu, dans un cas, une prolongation considérable de plus d'un an, de la tuberculose diabétique, par l'usage des injections d'hémoplase ; mais ici, comme pour la tuberculose commune, il importe que l'hémoplase ne produise ni urticaire, ni élévation de température.

Quant au traitement de la tuberculose, il ne comporte pas, de par la présence du diabète, d'indications particulières. La cure d'air, pourvu que le voyage ne soit ni trop long ni trop fatigant, et l'alimentation supplémentaire raisonnée, en sont les principaux éléments Contre les hémoptysies, le chlorure de calcium, à la dose de 1 à 2 grammes par jour, continué pendant longtemps, est d'une efficacité certaine.

En un mot, organisez la lutte en traitant les deux affections, comme si le malade devait guérir, encore que vous ne puissiez être soutenu par la foi ardente qui nous anime dans le traitement de certains cas de tuberculose commune.

Je vais vous parler maintenant, Messieurs, de *la tuberculose et de l'emphysème*.

Depuis longtemps, nous connaissons la fréquence de l'emphysème pulmonaire chez les tuberculeux, et les travaux de M. Hirtz sont classiques sur ce sujet. L'emphysème sous-cutané est rare, au contraire, dans la tuberculose ; je m'en suis occupé dans d'autres leçons (1) ; je n'en dirai rien ici.

---

(1) Louis Rénon. *Conférences pratiques sur les maladies du cœur et des poumons.* (L'emphysème sous-cutané dans la tuberculose pulmonaire chronique), 1906, p. 241.

Dans la tuberculose, il existe des foyers d'emphysème, parcellaires, asymétriques, masquant parfois, par un matelas épais, la tuberculose du sommet.

L'association de l'emphysème et de là tuberculose paraît quelquefois moins nette ; il s'agit, comme l'a montré mon ami, M. Claisse, de tuberculose latente ou de tuberculose éteinte.

Quel traitement devons-nous appliquer aux malades emphysémateux ? Il faudra tenir beaucoup plus compte de la tuberculose que de l'emphysème. Il faudra faire le traitement classique de la tuberculose ; mais comme souvent les emphysémateux ont le cœur droit dilaté, on peut leur donner II ou III gouttes de la solution de digitaline au millième pendant 10 jours par mois. On pourra avoir recours aussi à la gymnastique respiratoire et à l'aérothérapie.

Dans l'examen de l'association des *affections hépatiques et de la tuberculose,* je ne veux pas considérer toutes les maladies du foie qui peuvent se développer chez les tuberculeux ; cela m'entraînerait trop loin. Je ne parlerai pas ici des cirrhoses hépatiques, mais je vous dirai simplement que l'état du foie, au cours de la tuberculose pulmonaire, réclame souvent des indications spéciales. Je vous dirai quelques mots des foies dyspeptiques des tuberculeux, et d'un syndrome très intéressant décrit par MM. Merklen et Pouliot sous le nom de syndrome d'hyposystolie hépatique chez les tuberculeux pulmonaires.

A la suite d'une suralimentation mal comprise et surtout après l'ingestion répétée d'une quantité immodérée d'œufs, le foie devient volumineux et douloureux. Si l'on continue la suralimentation, le malade peut présenter des signes nets d'insuffisance hépatique. Quelles indications un pareil cas réclame-t-il ? D'abord la suppression de l'alimentation par un nombre excessif d'œufs, puis le retour à une diététique mixte, modérée, moins copieuse qui nourrit le malade sans l'intoxiquer. En même temps, il convient de faire un traitement hépatique. Il faut commencer par donner de la teinture de Boldo, à la dose de XXX gouttes par jour, X gouttes chaque fois. Si cette médication ne réussit pas, vous aurez le droit de recourir à l'opothérapie biliaire et hépatique, en donnant, matin et soir, un petit cachet de poudre de fiel de bœuf de 10 centigrammes ou des extraits hépatiques totaux. Parmi ceux-ci, mon ami, M. Triboulet, utilise depuis quelques temps, un sirop hépatique qui se trouve dans le commerce, sirop préparé avec du foie de jeune veau, et dont une cuillerée à soupe représente 50 grammes d'organe hépatique. En faisant prendre une, deux ou trois cuillerées à soupe de cette préparation par jour, M. Triboulet a vu,

chez des alcooliques porteurs de très gros foies, une amélioration très notable des symptômes se produire. C'est là
une ressource appréciable dans le traitement des troubles
hépatiques des tuberculeux.

Le syndrome d'hyposystolie hépatique chez les tuberculeux pulmonaires décrit par MM. Merklen et Pouliot(1)
se compose de trois éléments : L'augmentation du poids,
un point douloureux épigastrique et des vomissements.

L'augmentation anormale du poids du malade qui s'accompagne ou non d'œdèmes cliniquement appréciables,
est dûe à la rétention chlorurée. Le point douloureux épigastrique n'est pas d'origine stomacale ; il est dû à la
stase hépatique, que l'on constate au palper, et qui cause,
par contre-coup, les troubles gastriques et les vomissements. Ceux-ci se produisent en dehors des quintes de
toux et en l'absence de toute lésion de l'estomac.

Ce syndrome s'accompagne de dyspnée et de troubles
de l'élimination urinaire. On trouve le cœur droit dilaté
et on entend parfois un souffle d'insuffisance tricuspi-
dienne. Ces symptômes ressortissent à l'insuffisance cardiaque avec participation presque exclusive du foie. Il
s'agit là d'une crise d'hyposystolie. C'est surtout dans les
phtisies fibreuses avec emphysème étendu ou exception-

(1) MERCKLEN et POULIOT. Syndrome d'asystolie hépatique chez les tuberculeux pulmonaires, *Soc. méd. des hôpitaux*, 7 décembre 1906.

nellement dans les tuberculoses ulcéreuses communes rapides que ce syndrome s'observe le plus souvent. Après plusieurs crises frustes, l'hyposystolie fait en général place à l'asystolie définitive. Le pronostic est donc très sombre.

Comme traitement, il faut instituer le régime lacté et déchloruré ; il faut donner au malade de la digitaline à doses plus élevées que celles que vous m'avez vu utiliser jusqu'ici dans la tuberculose pulmonaire. On donne XV gouttes de la solution au millième le premier jour, X gouttes le deuxième jour, V gouttes le troisième et le quatrième jour. On arrête pendant 5 ou 6 jours, puis on recommence. Si le malade a des vomissements, s'il ne supporte pas la digitaline par la voie gastrique, il faut recourir aux injections sous-cutanées de digitaline ; on trouve dans le commerce des solutions de digitaline dans l'huile, dont un centimètre cube représente un quart de milligramme de digitaline.

Ce syndrome très intéressant, qui réclame une thérapeutique particulière, nous amène à parler des cardiopathies.

S'il fallait examiner tous les rapports de la *tuberculose et des cardiopathies,* sept ou huit leçons ne seraient pas de trop pour cet exposé. Je me bornerai à quelques simples considérations pratiques.

On peut dire que la tuberculose pulmonaire est fréquente dans certaines cardiopathies et, au contraire, très rare dans d'autres. Elle est fréquente dans le rétrécissement de l'artère pulmonaire et dans les anévrismes aortiques comprimant l'artère pulmonaire. Elle est rare dans l'insuffisance mitrale et dans le rétrécissement mitral. Elle est fréquente dans les affections qui créent un état de siccité du parenchyme pulmonaire ; elle est rare dans celles qui créent un état d'humidité de ce parenchyme. Pourquoi ? Je l'ignore. S'agit-il d'une action de la stase veineuse, de quelque chose de comparable aux résultats thérapeutiques de la méthode de Bier ? Je n'en sais rien. On a émis beaucoup d'hypothèses ; on a voulu voir un antagonisme entre certaines formes de cardiopathies et la tuberculose. Il n'en est pas toujours ainsi, puisque vous avez pu voir récemment dans mon service une femme atteinte de rétrécissement mitral succomber à la tuberculose.

D'après les travaux actuels, le rétrécissement mitral serait d'origine tuberculeuse. Il serait le reliquat d'une endocardite fœtale tuberculeuse, car l'endocardite tuberculeuse, qu'elle soit provoquée par le développement des tubercules sur les valvules ou qu'elle résulte de l'endocardite tuberculeuse simple de M. Braillon, peut exister chez l'adulte comme chez le fœtus. Fait curieux. Ce rétrécissement mitral d'origine tuberculeuse pourrait arrêter la tuberculose. On doit aussi, dans la genèse du rétrécissement mitral, faire jouer un grand rôle à l'hérédité syphilitique, l'hérédo-syphilis pouvant amener des malformations cardiaques.

Quoi qu'il en soit, souvenez-vous aussi qu'il existe des péricardites dans la période terminale de la tuberculose pulmonaire, péricardites qui évoluent insidieusement et qui demandent à être recherchées.

Que résulte-t-il de tout ceci au point de vue pratique ? Puisque tout malade atteint de rétrécissement de l'artère pulmonaire est presque fatalement voué à devenir tuberculeux, il faudra craindre, pour ce malade, la cohabitation avec les tuberculeux. Il faudra l'isoler et le protéger des tuberculeux d'une manière aussi rigoureuse que le diabétique. Si, malgré cette sage prophylaxie, la tuberculose se déclare, que conviendra-t-il de faire ?

Il faut mettre en œuvre tout le traitement antituberculeux, y faire une part plus grande à la cure d'air, utiliser l'oxygène, les oxydases pour mieux lutter contre la dyspnée, si terrible dans cette forme de tuberculose.

Au cas de péricardite compliquant la tuberculose pulmonaire, vous aurez recours à la médication ordinaire de la péricardite, ventouses sèches ou scarifiées, sacs de glace, et paracentèse du péricarde, si le liquide se formait en très grande abondance dans la séreuse.

Vous devrez toujours surveiller le cœur des malades atteints de tuberculose pulmonaire, car le cœur des tuberculeux si petit, si maigre, a un très grand effort à faire. Il doit lutter contre l'oblitération fréquente des branches de l'artère pulmonaire par les foyers tuberculeux ; il doit vaincre les résistances opposées par l'emphysème et la sclérose concomitants. L'effort est souvent énorme, et c'est pourquoi, dans certains cas, il est utile d'associer au traitement, pendant quelques jours par mois, de très faibles doses de digitaline, II à III gouttes par jour, qui constituent une véritable ration d'entretien cardiaque.

Messieurs, j'ai terminé ces sept conférences consacrées au *traitement pratique* de la tuberculose pulmonaire. J'ai voulu mettre en évidence une manière pratique de traiter cette maladie, en utilisant toutes les ressources mises à notre disposition, sans avoir recours à des procédés très intéressants, mais qu'il est impossible de livrer impunément à l'heure actuelle à toutes les mains, tandis que tout médecin peut faire usage des préceptes que je vous ai énoncés, et en obtenir des résultats très satisfaisants.

L'idée directrice de ces conférences a porté sur l'influence du traitement moral dans la tuberculose, et c'est pourquoi vous m'avez vu tant insister sur la médication. Une médication sage, prudente, maniée par un médecin convaincu, a une action psychique puissante sur des malheureux qu'on abandonne trop souvent à eux-mêmes. « On ne me fait rien, comment pourrais-je aller mieux? » Tel est le cri de révolte jeté par un grand nombre de tuberculeux dont la médication consiste uniquement dans la cure diététo-hygiénique. Ce cri de révolte se transforme souvent en un cri de fureur contre le médecin. Des industriels, moins scrupuleux que lui, promettent sur les murs de la ville la guérison de la tuberculose en deux mois. Qui sait! Si l'on essayait le traitement? Et c'est ainsi, Messieurs, que chaque année, nombre de tuberculeux tombent des mains des médecins dans celles de charlatans qui exploitent la lueur d'espérance qui brille jusqu'au dernier souffle dans le cœur de tout homme.

Croyez-moi, traitez vos tuberculeux. Vous pourrez améliorer souvent leur lamentable situation. Vous pourrez en conduire jusqu'à la guérison. Celle-ci s'est maintenue intacte, chez quelques-uns de mes malades, depuis 8, 10 et 12 ans.

Messieurs, dans ces conférences qui n'ont aucun caractère scientifique, j'ai fait de mon mieux pour vous indiquer une méthode de traitement pratique de la tuberculose, méthode active et inoffensive et que vous puissiez manier facilement.

J'ai foi en l'avenir, car la situation actuelle n'est certainement qu'un pis aller. Je crois que les efforts des nombreux savants désintéressés qui travaillent sans bruit dans le silence de leurs laboratoires nous conduiront dans un temps prochain au traitement spécifique de la tuberculose.

Vous avez bien voulu braver, en très grand nombre, les rigueurs de la saison pour venir jusqu'ici, Messieurs, merci !

TABLE DES MATIÈRES

IV

La médication générale et symptomatique.

Importance de la médication dans la tuberculose, pourvu qu'elle soit inoffensive.

Son action réelle et son action psychique.

VII

Le traitement des tuberculoses associées.

CHARTRES. — IMPRIMERIE DURAND, RUE FULBERT.

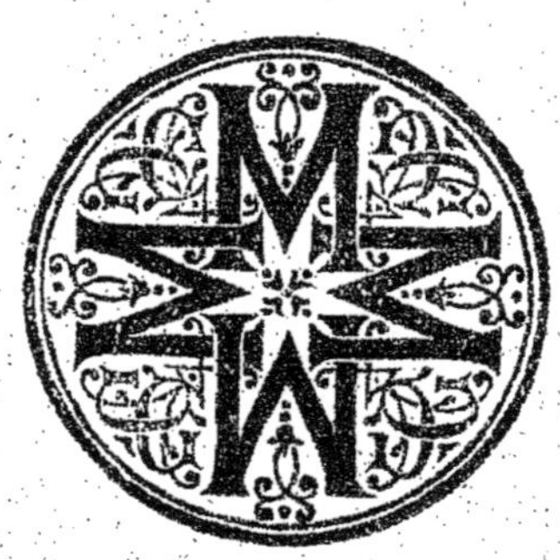